执象

杏林传习十三经

吕桂敏　徐长卿　点校

脉经

U0203538

· 郑州 ·

河南科学技术出版社

图书在版编目（CIP）数据

脉经/吕桂敏，徐长卿点校.—郑州：河南科学技术出版社，
2017.4（2018.1 重印）

（杏林传习十三经）

ISBN 978-7-5349-8554-6

Ⅰ.①脉… Ⅱ.①吕… ②徐… Ⅲ.①《脉经》

Ⅳ.①R241.11

中国版本图书馆 CIP 数据核字（2017）第 018158 号

出版发行：河南科学技术出版社
　　　　　地址：郑州市经五路 66 号　　　　　邮编：450002
　　　　　电话：（0371）65788613　65788629
　　　　　网址：www. hnstp. cn
策划编辑：邓　为
责任编辑：邓　为　王俪燕
责任校对：柯　姣
封面设计：中文天地
责任印制：朱　飞
印　　刷：河南新华印刷集团有限公司
经　　销：全国新华书店
幅面尺寸：170 mm×240 mm　　印张：10.25　　字数：148 千字
版　　次：2017 年 4 月第 1 版　　2018 年 1 月第 2 次印刷
定　　价：20.00 元

大 道 甚 夷

——杏林传习十三经·序

进入 21 世纪以来的十多年时间里，中医中药成为持续热门话题之一。没有其他任何一个专业性极强的学术领域，能像中医中药这样吸引普罗大众的热切关注，其中以下几个映像片段，尤其让人记忆深刻。

其一，刘力红，《思考中医》。一部副标题为"伤寒论导论"的学术著作，意外地卖成了畅销书，引爆了国人的潜在热情，以"××中医"为题名的图书出版市场一时风起。关注中医由此成为大众潮流，不少青年才俊由于《思考中医》的因缘而入岐黄之门。

其二，张功耀，"告别中医中药"。千人诺诺的舆论氛围里，突现一人谔谔，自然地就成了焦点事件。这一场兆启于互联网新媒体的"中医存废之争"，虽然学术内涵无多，更像是一场口水战，但影响所及，甚为可观，终以国家行政权力干预而收场。

其三，张悟本，中医养生乱象。对于普通民众来说，热切关心自身健康的表象背后，是对医疗消费沉重负担的隐忧，由此形成一个追求"简、便、廉、验"保健养生之道的巨大诉求空间，于是绿豆、茄子、泥鳅、拍打、拉筋、刮痧等纷然亮相，大都假以中医之名。

其四，屠呦呦，诺贝尔奖。四十多年前的一项重大科研成果，终于获得国际学术大奖，一慰国人多年的"诺贝尔情结"。受一部中医古籍文献的启示，才有此项科研成果的关键性技术突破，由此更加强化了"中国医药学是一个伟大的宝库"的著名论断。《中华人民共和国中医药法》立法程序进展顺利，中医中药发展契机甚好。

身处这样的社会人文气交之中，对于中医中药学术发展，中医学人自有切身感触与深入思考。现代著名中医教育家任应秋先生名言："乏人乏术难后继，中医中药总先忧。传承未解穷薪火，侈口创新缘木求。"自从西学东渐，中医学术遭遇生存危机，近一百多年来，如何传承中医学术，始终是萦绕不去、无可回避的大问题。就像一种沉疴痼疾，迄今没有理想的诊疗之道；然而，保一分胃气，便留得一分生机。《山东中医学院学报》自 1980 年第 3 期起开辟专栏"名老中医之路"，曾经陆续发表 97 名当时全国著名中医学者和名老中医的回忆文章，着重介绍他们走过的治学道路和积累有年的治学经验。从中可见一个学术共识：深入学习中医经典，才能打下良好的学术根基。

近现代大凡取得一定学术成就，拥有较高临床造诣的名老中医，无不强调经典古籍的重要性。如李克绍先生说："中医学的根柢是什么呢？就是《内经》《难经》《本草经》《伤寒论》《金匮要略》等。这些经典著作，对于生理、病理、药理、诊断、治则等，都有重要的指导意义，不掌握这些，就会像无源之水、无根之木，要把中医学得根深蒂固，是不可能的。"中医现代教育模式实施已近百年，与之配套的新编教材体系渐趋丰富。然而，莘莘学子被新编教材引入中医门墙之后，欲求熟练掌握中医基础理论，并在临床工作中游刃有余，能在中医学术研究方面有所造诣，则仍须深入研读经典古籍。

所谓经典，是指具有权威性的、历来被尊奉为典范的学术著作。自汉武帝采纳董仲舒建言"独尊儒术"之后，儒家文化一直在中国文化史上居于主导地位，其核心典籍由最初的"五经"（《易》《书》《诗》《礼》《春秋》)，逐渐发展衍化，至南宋时定型为"十三经"（《易》《书》《诗》，《周礼》《仪礼》《礼记》，《左传》《公羊传》《谷梁传》，《尔雅》《孝经》《论语》《孟子》)，由此构成儒家问学必读经典，为儒家文化最为核心的学术构架基础。

相较之下，中医学术体系中亦有类似"十三经"的经典著作，在中医学术界，其地位之尊崇，影响之深广，是其他医学典籍所无法比拟的。

唐代太医署教学及考试基本书目为《明堂》《素问》《黄帝针经》《本草》《甲乙经》《脉经》。这些科目基本囊括了中医学的基础理论、药物学、针灸学及脉学方面的知识。宋代在以上科考书目基础上，将《伤寒论》列为方脉科必学书目，因其深远影响所及，形成了中医学术研究的基本书目。清代吴鞠通明确主张："儒书有经子史集，医书亦有经子史集。《灵枢》《素问》《神农本经》《难经》《伤寒论》《金匮玉函经》，为医门之经；而诸家注论、治验、类案、本草、方书等，则医之子史集也。"（《温病条辨·卷四·杂说》"医书亦有经子史集论"）

1960 年人民卫生出版社出版"中医学院试用教材"系列图书时，明确提出"本教材取材于四部古典医籍——《黄帝内经》《神农本草经》《伤寒论》《金匮要略》和历代名著的基本内容"，可算是当时中医教育界的共识。另有一说，将《黄帝内经》《难经》《伤寒杂病论》《温病条辨》列为"四大经典"，其要点在于将明清时期渐兴的温病学说纳入了经典考评体系。

任应秋先生认为，虽然祖国医学丰富多彩，文献记载气象万千，"但它总有一个系统，这个系统就是《灵枢》《素问》《伤寒》《金匮》等几部经典，把这几部经典弄通了，在祖国医学领域中，确是放之四海而皆准的"。任应秋先生并曾于 1963—1966 年间，身体力行类分整理 10 部经典著作，包括《素问》《灵枢》《神农本草经》《难经》《伤寒论》《金匮要略方论》《脉经》《中藏经》《甲乙经》《太素》。在此工作基础上，2001 年 5 月学苑出版社正式出版"十部医经类编"，所收书目列《诸病源候论》，未收《太素》。根据 1982 年国家卫生部制定的《中医古籍整理出版规划》，人民卫生出版社曾组织全国中医专家学者进行中医古籍整理工作，并陆续出版"中医古籍整理丛书"140 余种，其中作为重点研究整理对象的，即任应秋先生所主张的 10 部经典著作，加上《诸病源候论》，共计 11 部。

权衡古今先贤以上各种观点，详细考察历代中医学人成才之路，综其学术大要，分析中医学术体系架构组成，切合中医研究及临床实践的指导价值，将那些构成中医学术根基、欲窥中医学术门墙而必读不可的经典著作，从浩瀚的中医学术文献典籍中遴选出来，作为了解中医、学习中医、实践中医、传承中医的奠基之作。仿儒学"十三经"之例，鄙人以为可将《黄帝内经素问》《灵枢经》《黄帝八十一难经》《华佗中藏经》《脉经》《针灸甲乙经》《伤寒论》《金匮要略方论》《温病条辨》《神农本草经》《本草从新》《医方集解》《古今医案按》等 13 部著作，列为中医学术理论体系的核心经典，金拟名曰"杏林传习十三经"。

1. 《黄帝内经素问》

《素问》，成书于春秋战国时期，原书分 9 卷，后经唐·王冰订补，改编为 24 卷，计 81 篇，定名为《黄帝内经素问》，论述摄生、脏腑、经络、病因、病机、治则、药物以及养生防病等各方面，强调人体内外统一的整体观念，为现存最早、最重要的一部医学著作，是中医学理论体系的奠基之作。

2. 《灵枢经》

《灵枢经》，原书分 9 卷，计 81 篇，经南宋·史崧改编为 24 卷，论述了脏腑、经络、病因、病机、病证、诊法等内容，重点阐述了经络腧穴、针具、刺法及治疗原则等，为中医经络学、针灸学及其临床实践的理论渊源。

《灵枢经》与《素问》合称《黄帝内经》，历代名医，未有不遵《内经》经旨，不精研《内经》者。

3. 《黄帝八十一难经》（附：《难经本义》）

《黄帝八十一难经》，以问答解释疑难的形式编撰而成，共讨论了 81 个问题，包括脉诊、脏腑、阴阳、五行、病能、营卫、腧穴、针灸，以及三焦、命门、奇经八脉等，在阐发中医学基本理论方面占有重要的地位。

《难经本义》，元·滑寿撰，2 卷，刊于公元 1366 年。本书参考元代之前《难经》注本及有关医籍而诠注，对其中部分内容予以考订辩论，博采诸家之长，结合个人见解予以发挥，被誉为注解《难经》的范本，故附于此。

4. 《华佗中藏经》

《中藏经》，旧署华佗所作，具体成书年代不详。全书前半部属基础理论范畴，其学说禀承《内经》天人相应、以阴阳为纲的思想，发展了阴阳学说，较早地将脏腑学说的理论系统化，提出了以形色脉证相结合、以脉证为中心分述五脏六腑寒热虚实的辨证方法。后半部为临床证治内容，以内科杂病为主，包括阴厥、劳伤、中风偏枯、脚弱、水肿、痹证、痞证、症瘕积聚等内容，兼论外科疔疮、痈疽等病证，所列诸方大多配伍严密，方论亦有精义，为后世临床医家所珍视。

5. 《脉经》

《脉经》，西晋·王叔和撰于公元 3 世纪，共分 10 卷，计 98 篇。本书是中国现存最早的脉学专著，集汉以前脉学之大成，取《内经》《难经》以及张仲景、华佗等有关论述分门别类，在阐明脉理的基础上联系临床实际。本书首次将脉象归纳为浮、芤、洪、滑、数、促、弦、紧、沉、伏、革、实、微、涩、细、软、弱、虚、散、缓、迟、结、代、动等 24 种，并对每种脉象均做了具体描述。后世的脉学著作，可以说都是在《脉经》基础上的发展。

6. 《针灸甲乙经》

《针灸甲乙经》，晋·皇甫谧编撰于魏甘露四年（公元 259 年），共 10 卷，南北朝时期改为 12 卷本，计 128 篇。本书集《素问》《灵枢经》与《明堂孔穴针灸治要》三书中之有关针灸学内容等分类合编而成，对人体生理、病理，经脉循行，腧穴总数、部位、取穴，针法、适应证、禁忌证等，都进行了系统的论述，为中国现存最早的一部针灸学专著，为历代医学家、针灸学家所重视。

7.《伤寒论》（附：《注解伤寒论》）

东汉·张仲景于公元3世纪初撰著《伤寒杂病论》，集汉代以前医学之大成，系统地阐述了多种外感疾病及杂病的辨证论治，理法方药俱全，在中医发展史上具有划时代的意义和承前启后的作用。原书在流传过程中历经波折，逐渐形成《伤寒论》与《金匮要略方论》两部书。

《伤寒论》突出成就之一是确立了六经辨证体系，为诊治外感疾病提出了辨证纲领和治疗方法，也为中医临床各科提供了辨证论治的规范，从而奠定了辨证论治的基础；记载113方，精于选药，讲究配伍，主治明确，切合临床实际，千年来反复应用，屡试有效，被后世誉为"众方之祖"。

《注解伤寒论》，金·成无己注，10卷，书成于公元1144年，是现存最早的《伤寒论》全注本。全书贯以《内经》之旨，注解比较详明，能够阐析仲景辨证论治之理、立法处方之趣，对后世伤寒学派产生了巨大影响。

8.《金匮要略方论》（附：《金匮要略心典》）

《伤寒杂病论》古传本之一名《金匮玉函要略方》，被北宋翰林学士王洙发现于翰林院书库，书简共3卷，上卷辨伤寒，中卷则论杂病，下卷记载药方。后北宋校正医书局林亿等人重予编校，取其中以杂病为主的内容，仍厘订为3卷，改名《金匮要略方论》，习称《金匮要略》。

《金匮要略方论》，全书共25篇，方剂262首，列举病证六十余种，以内科杂病为主，兼有部分外科、妇产科等病证，是中国现存最早的一部诊治杂病的专著。古今医家对此书推崇备至，称之为"方书之祖"

《金匮要略心典》，清·尤怡著，3卷，成书于公元1729年。本书是尤氏集十年寒暑的心得之作，文笔简练，注释明晰，条理贯通，据理确凿，对仲景遣方用药，给予精当贴切的解释。由于《金匮要略心典》一书能够较好地阐发仲景奥义，而成为注本中的范本，后来学者阐发《金匮要略》多宗此书。

9.《温病条辨》（附：《温热论》《湿热病篇》《外感温病篇》）

《温病条辨》，清·吴瑭撰，嘉庆三年（公元1798年）完成，6卷，全书以三焦辨证为主干，释解温病全过程辨治，同时参以仲景六经辨证、刘河间温热病机、叶天士卫气营血辨证及吴又可温疫论等诸说，析理至微，病机甚明，而治之有方。本书在清代众多温病学家成就的基础上，建立了温病学说体系，创立了三焦辨证纲领，为清代温病学说标志性著作。

《温热论》，清·叶桂述，叶氏门人顾景文记录整理而成，1 卷，创立了温病卫气营血辨证体系，为温病学说的奠基之作。

《湿热病篇》是一部系统论述外感湿热病辨证治疗的专著，相传为清代著名医家薛雪所撰，全篇内容以湿温、暑湿等夏秋季节的常见病证为主，也包括了痢疾、夏日感冒、伤于寒湿等病证。

《外感温病篇》相传为清代温病学家陈平伯所撰，书中所述对风温的治疗，紧扣病机，治在肺胃，清热生津是最基本治则，清热强调轻提外透，养阴以甘寒生津之品。风温传变迅速，要严密观察，及时投药，严防动风内陷之变。这一观点具有极高的临床实用价值。

后三部书皆短小精悍，字字珠玑，各有学术特色，是深入研究温病学术的重要参考，故附于此。

10. 《神农本草经》（附：《本草三家合注》）

《神农本草经》作为现存最早的中药学著作，于东汉时期集结整理成书，分 3 卷，载药 365 种，分上中下三品，文字简练古朴，将东汉之前零散的药学知识进行了系统总结，其中阐述的大部分中药学理论和配伍规则，以及提出的"七情和合"原则，是中医药药物学理论发展的源头。中国医学史上具有代表性的几部本草类著作，如《本草经集注》《新修本草》《证类本草》《本草纲目》等，都是基于《本草经》发展起来的。

《本草三家合注》，清·郭汝聪辑，6 卷，刊于公元 1803 年。本书系将张志聪《本草崇原》、叶桂《本草经辑要》及陈念祖《本草经读》三书注释予以合编，对深入学习研究《本草经》具有重要参考价值。

11. 《本草从新》

《本草从新》，清·吴仪洛撰，18 卷，刊于公元 1757 年。本书是在明末清初·汪昂所撰《本草备要》基础上重订而成，取其"卷帙不繁，而采辑甚广"之长，补其"杂采诸说，无所折衷，未免有承误之失"。全书载药 721 种，对药物真伪和同名药物性味、功用的不同，以及药物的修治等，都一一述及。本书分类仿《本草纲目》，较为简明实用，在近代本草学著作中流传较广，有很高的学习和临床参考价值。

12. 《医方集解》

《医方集解》，明末清初·汪昂撰，刊行于公元 1682 年，共 3 卷。本书搜集切合实用方剂 800 余首，分列 21 门，以《黄帝内经》理论学说为指导，以仲景学说为基础，裒合数十医家硕论名言，对所采集方剂予以诠释，每方论述包括适应证、药物组成、方义、服法及加减等，是一部影响深远的方剂专著。

13.《古今医案按》

《古今医案按》，清·俞震著，成书于公元1778年，共10卷。本书按证列目，选辑历代名医医案，上至仓公，下至叶天士，共60余家，1060余案，通过按语分析各家医案，对各家的学术思想择善而从；并结合自己的临床经验，析疑解惑，明确指出辨证与施治的关键所在，为研究前人医案难得佳著。章太炎先生曾说："中医之成绩，医案最著。欲求前人之经验心得，医案最有线索可寻。循此专研，事半功倍。"欲由中医理论学习而入临床实践，本书可为首选。

综上，"杏林传习十三经"丛书体量不大，而"理、法、方、药、针、案"齐备，且具有内在的学术逻辑关联性，而不是简单的图书拼盘，较为完整地涵盖了中医学术体系的核心内容。诸多中医前辈主张：经典学习，宜先读白文本，然后参阅各家注释，以免被各自一家之说纷扰而无所适从。无论中医从业者，还是中医爱好者；无论初涉杏林者，还是沉潜已久者；无论关注理论研讨，还是注重临床实用；无论深入学术研究，还是一时文化涉猎，都能从中获益良多。至于注释参阅之用，市面上多有各种注本，方便易得，尤其是电子文献检索极为快捷。至于深文大义，对于一部经典著作而言，可以是仁者见仁，智者见智，不宜以某家臆见为框囿。

中医学术现状，异彩纷呈，各有主张。现代中医学院教育体制，能够提供一种基础性学术训练，作为中医学术健康发展与有效沟通交流的基本共识，不可或缺。其不尽如人意处，近十多年来颇受诟病。尤其是在强调民间中医特长、传统师承优势的时候，学院教育就成了众矢之的。然而，取消学院教育，行吗？子曰："夷狄之有君，不若诸夏之亡也。"（《论语·八佾》）

想要主张一种学说，必要立起一面旗帜，为了吸引他人注意，就免不了言辞偏激。若是认定这些偏激言辞，则必然形成一种"刻板印象"，诸如"李东垣——补土"，"张从正——攻邪"，"朱丹溪——滋阴降火"，"吉益东洞——万病一毒"，"郑钦安——火神派——附子"，类似这种简化版的旗帜标榜，果然是其学术主张的本来面目吗？诚如清·郭云台所言："若夫医为司命，一己之得失工拙，而千百人之安危死生系之，是故病万变，药亦万变，活法非可言传，至当惟存恰好。倘惟沾沾焉执一人之说，守一家之学，传者偏而不举，习者复胶而不化，尚凉泻则虚寒者蒙祸，惯温补则实热者罹殃。"(《证治歌诀·序》）即便被尊崇为"火神派鼻祖"的郑钦安先生，也曾言辞无奈："人咸目余为'姜附先生'，……余非爱姜附，恶归地，功夫全在阴阳上打算耳！"

值得关注的是，近百年来，中医学术朝野颇有一种风气，对于中医自身理论阐述，显得有些底气不足，有意援引其他领域理论言辞以壮胆，或借现代科学，或借佛道性理。

借助现代科学，固然可以助力我国科技进步，如屠呦呦关于青蒿素的研究，毕竟现代科技已经深入各个角落、各个层面；若是意在借现代科学来支撑中医学术自信，则这般短暂而脆弱的学术自信，终究不能为中医学术进步提供坚实基础。

若是借助佛道性理，以图引领中医学术发展，这一条路决然行不通，或者引向虚玄空谈，并非中医学术发展的吉兆。毕竟这是一门应用技艺，宏观上关乎国计民生，微观上兼及实用、义理两端。正是由于中医具有的许多切于实用的理论和技术，才得以代代相传，绵延不绝；在义理受到本质性冲击与质疑时，借助其广泛的实用性，中医才能坚守自己的生存空间。

举例而言，受鉴真大和尚的深远影响，日本社会文化，尤其是主流精英阶层，受佛教思想浸染近千年。当然，医学也曾沉浸其中，直至18世纪初期，"时医皆剃发，着僧衣，拜僧官"；援引佛理以阐述医理，也曾是真实存在的历史事实。然而，"古方派"草创者之一后藤艮山"深非之，首植发"，影响所及，"门人及世医多幕达风，渐向正俗"(浅田宗伯著《皇国名医传》)。医学逐渐摈弃了玄言空论，转以临床实证为主流。

老子曰："大道甚夷，而人好径。"(《道德经·第五十三章》）中医学术理论体系，有其自身的学术理路，有其自洽的发展动机。解决学术传承问题，正如前文所述，经典学习是最基础性的入门路径，而临床实证是学术理论发展的不竭源泉。根基在此，坦途在此，何必他求？

行文已尽，窗外瑞雪飘飞，天地间苍茫一片，时值大寒交节第三天。再过十二天，节交立春，万物复苏。中医学术，亦如这般，阴阳更替，生生不息。

周鸿飞

2016 年 1 月 22 日，于郑州市第一人民医院

任应秋：精研《脉经》

《脉经》十卷，系西晋·王叔和撰，是研究脉学仅存的最早的一部专著。据叔和自序说："撰集岐伯以来，逮于华佗经论要诀，合为十卷，百病根源，各以类例相从，声色证候，靡不该备。其王、阮、傅、戴、吴、葛、吕、张，所传异同，咸悉载录。"说明王叔和对在当时可能见到的有关谈脉的一些著作，都经过搜集整理，才成为《脉经》，故《脉经》是具有总结性的一部很有价值的典籍。因此我们研究脉学，而不从《脉经》打下基本功夫，甚或竟毕生不一览《脉经》，则犹无源之水，无根之木了。所以精研《脉经》是学习脉法最紧要的一环。

《脉经》的主要内容是：第1卷，叙述寸关尺三部，分见二十四脉，以及五脏六腑、阴阳营卫所主、虚实顺逆疾病所起，与其将差难已诸候。第2、3、6三卷，阐发脉气本于五脏六腑、十二经脉、奇经八脉，并各举其阴阳之虚实，形证之异同，而为施治补泻之方。第4、5两卷，博采仲景、扁鹊、华佗等察声色消息死生之理，决四时百病死生之分，从而发明色脉之要。第7卷，列言治病之法，大都有八（汗、吐、下、温、灸、刺、火、水），均宜察人阴阳交并虚实、生死、损至，以合法可否之宜。第8卷，分叙尸厥、霍乱、中风、血痹等数十种杂病的平脉、辨证、论治。第9卷，论著妇人、胎产、小儿等的平脉、辨证、论治。第10卷，"手检图二十一部"，但其内容仅为复论十二经脉、奇经八脉、三部二十四脉形证所属，别无图可见。何以有此差谬？尚不明其原因。

喻嘉言讥《脉经》说："汇脉之中，间汇一证，不该不贯。"（《尚论篇》）这是喻氏的偏见。《脉经》既是由于汇辑诸书而成，便不同于自为之说条理一贯。叔和博采汉以上诸家有关脉法要论，各以类从，分为10卷，群言汇集，或有不贯之处，而大纲汇举，实亦无伤。即脉言脉，费千言不能述其义；唯以证言脉，以脉辨证，脉证兼说，则脉理易明。也可以说后人于脉理之有所发挥，即以脉证为其根据，否则便毫无立论之地也。因此说，辑脉而不废证，这正是叔和的成功处。喻昌议其非，未足以为知言。

王叔和给我们留传下这样一部脉法专著，是不容易的，应该很好地珍惜它，发扬它，使它不断地放出光芒。

今本《脉经》所有之内容，其绝大部分，不外出于《素问》《灵枢》《难经》《伤寒论》《金匮要略》五书。1—6卷多为《素问》《灵枢》《难经》之言，第7卷多出自《伤寒论》，8、9两卷大半皆选自《金匮要略》。能精研之，不仅诸书之言脉者略尽于此，并可从脉与证按其分类而比较分析之，便更能深入一步，而另有所领悟。抑且《脉经》所引诸书之文，常有与今本不同处。如第7卷云："汗出而热留者，寿可立而倾也。"（热病第十八）《素问》误作"病而留也"。又如第7卷云："伤寒一二日，至四五日，厥者必发热，前厥者后必热。"（病不可发汗证第一）《伤寒论》误作"前热者后必厥"，而与下文"厥深者热亦深，厥微者热亦微"之义不合。类此之处颇多。精习《脉经》，尤足以订正诸书之失，而有助于经典著作之研究也。

序

　　脉理精微，其体难辨。弦紧浮芤，展转相类。在心易了，指下难明。谓沉为伏，则方治永乖；以缓为迟，则危殆立至。况有数候俱见，异病同脉者乎？夫医药为用，性命所系。和鹊至妙，犹或加思；仲景明审，亦候形证。一毫有疑，则考校以求验，故《伤寒》有承气之戒，呕哕发下焦之问。而遗文远旨，代寡能用，旧经秘述，奥而不售，遂令末学昧于原本，斥兹偏见，各逞己能，致微疴成膏肓之变，滞固绝振起之望，良有以也。

　　今撰集岐伯以来，逮于华佗，经论要决，合为十卷。百病根原，各以类例相从，声色证候，靡不该备。其王、阮、傅、戴、吴、葛、吕、张，所传异同，咸悉载录。诚能留心研穷，究其微赜，则可以比踪古贤，代无夭横矣。

目录

卷
一

脉形状指下秘决第一

（二十四种）

浮脉，举之有余，按之不足。

芤脉，浮大而软，按之中央空，两边实。

洪脉，极大在指下。

滑脉，往来前却流利，展转替替然，与数相似。

数脉，去来促急。

促脉，来去数，时一止复来。

弦脉，举之无有，按之如弓弦状。

紧脉，数如切绳状。

沉脉，举之不足，按之有余。

伏脉，极重指按之着骨乃得。

革脉，有似沉伏，实大而长，微弦。

实脉，大而长，微强，按之隐指愊愊然。

微脉，极细而软，或欲绝，若有若无。

涩脉，细而迟，往来难且散，或一止复来。

细脉，小大于微，常有，但细耳。

软脉，极软而浮细。

弱脉，极软而沉细，按之欲绝指下。

虚脉，迟大而软，按之不足，隐指豁豁然空。

散脉，大而散。散者，气实血虚，有表无里。

缓脉，去来亦迟，小快于迟。

迟脉，呼吸三至，去来极迟。

结脉，往来缓，时一止复来。

代脉，来数中止，不能自还，因而复动。脉结者生，代者死。

动脉，见于关上，无头尾，大如豆，厥厥然动摇。

浮与芤相类，弦与紧相类，滑与数相类，革与实相类，沉与伏相类，微与涩相类，软与弱相类，缓与迟相类。

平脉早晏法第二

黄帝问曰：夫诊脉常以平旦，何也？

岐伯对曰：平旦者，阴气未动，阳气未散，饮食未进，经脉未盛，络脉调均，气血未乱，故乃可诊。过此，非也。切脉动静，而视精明，察五色，观五脏有余不足，六腑强弱，形之盛衰。以此参伍，决死生之分。

分别三关境界脉候所主第三

从鱼际至高骨，却行一寸，其中名曰寸口；从寸至尺，名曰尺泽。故曰尺寸。寸后尺前，名曰关。阳出阴入，以关为界。阳出三分，阴入三分，故曰三阴三阳。阳生于尺，动于寸；阴生于寸，动于尺。寸主射上焦，出头及皮毛竟手；关主射中焦，腹及腰；尺主射下焦，少腹至足。

辨尺寸阴阳荣卫度数第四

夫十二经皆有动脉，独取寸口，以决五脏六腑死生吉凶之候者，何谓也？

然：寸口者，脉之大会，手太阴之动脉也。人一呼，脉行三寸；一吸，脉行三寸；呼吸定息，脉行六寸。人一日一夜凡一万三千五百息，脉行五十度周于身，漏水下百刻，荣卫行阳二十五度，行阴亦二十五度，为一周。故五十度而复会于手太阴。太阴者，寸口也，即五脏六腑之所终始，故法取于寸口。

脉有尺寸，何谓也？

然：尺寸者，脉之大会要也。从关至尺是尺内，阴之所治也；从关至鱼际是寸口内，阳之所治也。故分寸为尺，分尺为寸。故阴得尺内一寸，阳得寸内九分，尺寸终始一寸九分，故曰尺寸也。

脉有太过，有不及，有阴阳相乘，有覆有溢，有关有格，何谓也？

然：关之前者，阳之动也，脉当见九分而浮。过者，法曰太过；减者，法曰不及。遂上鱼为溢，为外关内格，此阴乘之脉也。关之后者，阴之动也，脉当见一寸而沉。过者，法曰太过；减者，法曰不及。遂入尺为覆，为内关外格，此阳乘之脉，故曰覆溢，是真脏之脉也，人不病自死。

平脉视人大小长短男女逆顺法第五

凡诊脉，当视其人大小、长短，及性气缓急。脉之迟速、大小、长短，皆如其人形性者，则吉；反之者，则为逆也。脉三部大都欲等，只如小人、细人、妇人，脉小软。小儿四五岁，脉呼吸八至，细数者，吉。

持脉轻重法第六

脉有轻重，何谓也？

然：初持脉，如三菽之重，与皮毛相得者，肺部也；如六菽之重，与血脉相得者，心部也；如九菽之重，与肌肉相得者，脾部也；如十二菽之重，与筋平者，肝部也；按之至骨，举之来疾者，肾部也。故曰轻重也。

两手六脉所主五脏六腑阴阳逆顺第七

《脉法赞》云：肝心出左，脾肺出右；肾与命门，俱出尺部；魂魄谷神，皆见寸口。左主司官，右主司府；左大顺男，右大顺女。关前一分，人命之主；左为人迎，右为气口。神门决断，两在关后；人无二脉，病死不愈。诸经损减，各随其部；察按阴阳，谁与先后？阴病治官，阳病治府；奇邪所舍，如何捕取？审而知者，针入病愈。

心部，在左手关前寸口是也，即手少阴经也，与手太阳为表里，以小肠合为府。合于上焦，名曰神庭，在龟尾下五分。

肝部，在左手关上是也，足厥阴经也，与足少阳为表里，以胆合为府。合于中焦，名曰胞门，在太仓左右三寸。

肾部，在左手关后尺中是也，足少阴经也，与足太阳为表里，以膀胱合为府。合于下焦，在关元左。

肺部，在右手关前寸口是也，手太阴经也，与手阳明为表里，以大肠合为府。合于上焦，名呼吸之府，在云门。

脾部，在右手关上是也，足太阴经也，与足阳明为表里，以胃合为府。合于中焦脾胃之间，名曰章门，在季胁前一寸半。

肾部，在右手关后尺中是也，足少阴经也，与足太阳为表里，以膀胱合为府。合于下焦，在关元右。

左属肾，右为子户。名曰三焦。

辨脏腑病脉阴阳大法第八

脉何以知脏腑之病也？

然：数者腑也，迟者脏也；数即有热，迟即生寒；诸阳为热，诸阴为寒，故别知脏腑之病也。脉来浮大者，此为肺脉也；脉来沉滑如石，肾脉也；脉来如弓弦者，肝脉也；脉来疾去迟，心脉也。脉来当见而不见为病，病有深浅，但当知如何受邪。

辨脉阴阳大法第九

脉有阴阳之法，何谓也？

然：呼出心与肺，吸入肾与肝；呼吸之间，脾受谷味也，其脉在中。浮者阳也，沉者阴也，故曰阴阳。

心肺俱浮，何以别之？

然：浮而大散者，心也；浮而短涩者，肺也。

肾肝俱沉，何以别之？

然：牢而长者，肝也；按之软，举指来实者，肾也；脾者中州，故其脉在中。是阴阳之脉也。

脉有阳盛阴虚、阴盛阳虚，何谓也？

然：浮之损小，沉之实大，故曰阴盛阳虚；沉之损小，浮之实大，故曰阳盛阴虚。是阴阳虚实之意也。

经言"脉有一阴一阳，一阴二阳，一阴三阳；有一阳一阴，一阳二阴，一阳三阴"，如此言之，寸口有六脉俱动耶？

然：经言如此者，非有六脉俱动也，谓浮、沉、长、短、滑、涩也。浮者阳也，滑者阳也，长者阳也；沉者阴也，涩者阴也，短者阴也。所以言一阴一阳者，谓脉来沉而滑也；一阴二阳者，谓脉来沉滑而长也；一阴三阳者，谓脉来浮滑而长，时一沉也。所以言一阳一阴者，谓脉来浮而涩也；一阳二阴者，谓脉来长而沉涩也；一阳三阴者，谓脉来沉涩而短，时一浮也。各以其经所在，名病之逆顺也。

凡脉大为阳，浮为阳，数为阳，动为阳，长为阳，滑为阳；沉为阴，涩为阴，弱为阴，弦为阴，短为阴，微为阴，是为三阴三阳也。阳病见阴脉者，反也，主死；阴病见阳脉者，顺也，主生。关前为阳，关后为阴。阳数则吐血，阴微则下利；阳弦则头痛，阴弦则腹痛；阳微则发汗，阴微则自下；阳数口生疮，阴数加微，必恶寒而烦扰不得眠也。阴附阳则狂，阳附阴则癫。得阳属腑，得阴属脏。无阳则厥，无阴则呕。阳微则不能呼，阴微则不能吸，呼吸不足，胸中短气。依此阴阳，以察病也。

寸口脉浮大而疾者，名曰阳中之阳，病苦烦满，身热，头痛，腹中热。

寸口脉沉细者，名曰阳中之阴，病苦悲伤不乐，恶闻人声，少气，时汗出，阴气不通，臂不能举。

尺脉沉细者，名曰阴中之阴，病苦两胫酸疼，不能久立，阴气衰，小便余沥，阴下湿痒。

尺脉滑而浮大者，名曰阴中之阳，病苦小腹痛满，不能溺，溺即阴中痛，大便亦然。

尺脉牢而长，关上无有，此为阴干阳，其人苦两胫重，少腹引腰痛。

寸口脉壮大，尺中无有，此为阳干阴，其人苦腰背痛，阴中伤，足胫寒。

夫风伤阳，寒伤阴。阳病顺阴，阴病逆阳。阳病易治，阴病难治。在肠胃之间，以药和之；若在经脉之间，针灸病已。

平虚实第十

人有三虚三实，何谓也？

然：有脉之虚实，有病之虚实，有诊之虚实。脉之虚实者，脉来软者为虚，牢者为实。病之虚实者，出者为虚，入者为实；言者为虚，不言者为实；缓者为虚，急者为实。诊之虚实者，痒者为虚，痛者为实；外痛内快，为外实内虚，内痛外快，为内实外虚。故曰虚实也。

问曰：何谓虚实？

答曰：邪气盛则实，精气夺则虚。何谓重实？所谓重实者，言大热病，气热，脉满，是谓重实。

问曰：经络俱实如何？何以治之？

答曰：经络皆实是寸脉急而尺缓也，当俱治之。故曰滑则顺，涩则逆。夫虚实者，皆从其物终始。五脏骨肉滑利，可以长久。

从横逆顺伏匿脉第十一

问曰：脉有相乘，有从有横，有逆有顺，何谓也？

师曰：水行乘火，金行乘木，名曰从；火行乘水，木行乘金，名曰横。水行乘金，火行乘木，名曰逆；金行乘水，木行乘火，名曰顺。

经言：脉有伏匿者，伏匿于何脏而言伏匿也？

然：谓阴阳更相乘，更相伏也。脉居阴部，反见阳脉者，为阳乘阴也；脉虽时沉涩而短，此阳中伏阴也。脉居阳部，反见阴脉者，为阴乘阳也；脉虽时浮滑而长，此为阴中伏阳也。重阴者癫，重阳者狂。脱阳者见鬼，脱阴者目盲。

辨灾怪恐怖杂脉第十二

问曰：脉有残贼，何谓？

师曰：脉有弦，有紧，有涩，有滑，有浮，有沉，此六脉为残贼，能与诸经作病。

问曰：尝为人所难，紧脉何所从而来？

师曰：假令亡汗，若吐，肺中寒，故令紧；假令咳者，坐饮冷水，故令紧；假令下利者，以胃中虚冷，故令紧也。

问曰：翕奄沉，名曰滑，何谓？

师曰：沉为纯阴，翕为正阳，阴阳和合，故脉滑也。

问曰：脉有灾怪，何谓？

师曰：假令人病，脉得太阳，脉与病形证相应，因为作汤，比还送汤之时，病者因反大吐，若下痢，病腹中痛。因问言我前来脉时不见此证，今反变异故，是名为灾怪。因问何缘作此吐痢，答曰：或有先服药，今发作，故为灾怪也。

问曰：人病恐怖，其脉何类？

师曰：脉形如循丝累累然，其面白脱色。

问曰：人愧者，其脉何类？

师曰：其脉自浮而弱，面形乍白乍赤。

问曰：人不饮，其脉何类？

师曰：其脉自涩，而唇口干燥也。

言迟者，风也。摇头言者，其里痛也。行迟者，其表强也。坐而伏者，短气也。坐而下一膝者，必腰痛。里实护腹如怀卵者，必心痛。

师持脉，病人欠者，无病也；脉之，伸者，无病也。假令向壁卧，闻师到，不惊起，而目眄视，若三言三止，脉之，咽唾，此为诈病。假令脉自和，处言"此病大重，当须服吐下药，针灸数十百处"，乃愈。

迟疾短长杂脉法第十三

黄帝问曰：余闻胃气、手少阳三焦、四时五行脉法。夫人言"脉有三阴三阳，知病存亡"，脉外以知内，尺寸大小，愿闻之。

岐伯曰：寸口之中，外别浮沉，前后左右，虚实死生之要，皆见寸口之中。脉从前来者为实邪，从后来者为虚邪，从所不胜来者为贼邪，从所胜来者为微邪，自病者为正邪。外结者病痈肿，内结者病疝瘕也。间来而急者，病正在心，癥气也；脉来疾者，为风也；脉来滑者，为病食也；脉来滑躁者，病有热也；脉来涩者，为病寒湿也。脉逆顺之道，不与众谋。

师曰：夫呼者，脉之头也。初持之来疾去迟，此为出疾入迟，为内虚外实；初持脉来迟去疾，此为出迟入疾，为内实外虚也。

脉数则在腑，迟则在脏。脉长而弦，病在肝；脉小血少，病在心；脉下坚上虚，病在脾胃；脉滑而微浮，病在肺；脉大而坚，病在肾。脉滑者，多血少气；脉涩者，少血多气；脉大者，血气俱多。

又云：脉来大而坚者，血气俱实；脉小者，血气俱少。

又云：脉来细而微者，血气俱虚。沉细滑疾者热，迟紧为寒。脉盛滑紧者，病在外，热；脉小实而紧者，病在内，冷。脉小弱而涩者，谓之久病；脉滑浮而疾者，谓之新病。脉浮滑，其人外热，风走刺，有饮，难治。脉沉而紧，上焦有热，下寒，得冷即便下。脉沉而细，下焦有寒，小便数，时苦绞痛，下利重。脉浮紧且滑直者，外热内冷，不得大小便。脉洪大紧急，病速进在外，苦头发热、痈肿；脉细小紧急，病速进在中，寒为疝瘕积聚，腹中刺痛。脉沉重而直前绝者，病血在肠间。脉沉重而中散者，因寒食成癥。脉直前而中散绝者，病消渴。脉沉重，前不至寸口，徘徊绝者，病在肌肉，遁尸。脉左转而沉重者，气微伤在胸中。脉右转出不至寸口者，内有肉癥。脉累累如贯珠，不前至，有风寒在大肠伏留不去。脉累累中止不至，寸口软者，结热在小肠膜中伏留不去。脉直前左右弹者，病在血脉中，衃血也。脉后而左右弹者，病在筋骨中也。脉前大后小，即头痛目眩；脉前小后大，即胸满短气。上部有脉，下部无脉，其人当吐，不吐者死；上部无脉，下部有脉，虽困，无所苦。

夫脉者，血之府也，长则气治，短则气病，数则烦心，大则病进，上盛则气高，下盛则气胀，代则气衰，细则气少，涩则心痛。浑浑革革，至如涌泉，病进而危；弊弊绰绰，其去如弦绝者死。短而急者，病在上；长而缓者，病在下。沉而弦急者，病在内；浮而洪大者，病在外。脉实者病在内，脉虚者病在外。在上为表，在下为里；浮为在表，沉为在里。

平人得病所起第十四

　　何以知春得病？无肝脉也。无心脉，夏得病；无肺脉，秋得病；无肾脉，冬得病；无脾脉，四季之月得病。

　　假令肝病者，西行，若食鸡肉得之。当以秋时发，得病以庚辛日也。家有血腥死，女子见之以为灾。不者，若感金银物得之。

　　假令脾病，东行，若食雉、兔肉及诸木果实得之。不者，当以春时发，得病以甲乙日也。

　　假令心病，北行，若食豚、鱼得之。不者，当以冬时发，得病以壬癸日也。

　　假令肺病，南行，若食马肉及獐鹿肉得之。不者，当以夏时发，得病以丙丁日也。

　　假令肾病，中央，若食牛肉及诸土中物得之。不者，当以长夏时发，得病以戊己日也。

　　假令得王脉，当于县官家得之。

　　假令得相脉，当于嫁娶家得之，或相庆贺家得之。

　　假令得胎脉，当于产乳家得之。

　　假令得囚脉，当于囚徒家得之。

　　假令得休脉，其人素有宿病，不治自愈。

　　假令得死脉，当于死丧家感伤得之。

　　何以知人露卧得病？阳中有阴也。

　　何以知人夏月得病？诸阳入阴也。

　　何以知人食饮中毒？浮之无阳，微细之不可知也，但有阴脉，来疾去疾，此相为水气之毒也。脉迟者，食干物得之。

诊病将瘥难已脉第十五

问曰：假令病人欲瘥，脉而知愈，何以别之？

师曰：寸关尺大小、迟疾、浮沉同等，虽有寒热不解者，此脉阴阳为平复，当自愈。人病，其寸口之脉与人迎之脉小大及浮沉等者，病难已。

卷二

平三关阴阳二十四气脉第一

左手关前寸口阳绝者，无小肠脉也。苦脐痹，小腹中有疝瘕，王月即冷上抢心。刺手心主经，治阴。心主在掌后横理中。

左手关前寸口阳实者，小肠实也。苦心下急痹，小肠有热，小便赤黄。刺手太阳经，治阳。太阳在手小指外侧本节陷中。

左手关前寸口阴绝者，无心脉也。苦心下毒痛，掌中热，时时善呕，口中伤烂。刺手太阳经，治阳。

左手关前寸口阴实者，心实也。苦心下有水气，忧恚发之。刺手心主经，治阴。

左手关上阳绝者，无胆脉也。苦膝疼，口中苦，眯目善畏，如见鬼状，多惊，少力。刺足厥阴经，治阴。在足大指间，或刺三毛中。

左手关上阳实者，胆实也。苦腹中实不安，身躯习习也。刺足少阳经，治阳。在足上第二指本节后一寸。

左手关上阴绝者，无肝脉也。苦癃，遗溺，难言，胁下有邪气，善吐。刺足少阳经，治阳。

左手关上阴实者，肝实也。苦肉中痛，动善转筋。刺足厥阴经，治阴。

左手关后尺中阳绝者，无膀胱脉也。苦逆冷，妇人月使不调，王月则闭，男子失精，尿有余沥。刺足少阴经，治阴。在足内踝下动脉。

左手关后尺中阳实者，膀胱实也。苦逆冷，胁下有邪气相引痛。刺足太阳经，治阳。在足小指外侧本节后陷中。

左手关后尺中阴绝者，无肾脉也。苦足下热，两髀里急，精气竭少，劳倦所致。刺足太阳经，治阳。

左手关后尺中阴实者，肾实也。苦恍惚健忘，目视𥆨𥆨，耳聋怅怅，善鸣。刺足少阴经，治阴。

右手关前寸口阳绝者，无大肠脉也。苦少气，心下有水气，立秋节即咳。刺手太阴经，治阴。在鱼际间。

右手关前寸口阳实者，大肠实也。苦肠中切痛，如锥刀所刺，无休息时。刺手阳明经，治阳。在手腕中。

右手关前寸口阴绝者，无肺脉也。苦短气咳逆，喉中塞，噫逆。刺手阳明经，治阳。

右手关前寸口阴实者，肺实也。苦少气，胸中满彭彭，与肩相引。刺手太阴经，治阴。

右手关上阳绝者，无胃脉也。苦吞酸，头痛，胃中有冷。刺足太阴经，治阴。在足大指本节后一寸。

右手关上阳实者，胃实也。苦肠中伏伏，不思食物，得食不能消。刺足阳明经，治阳，在足上动脉。

右手关上阴绝者，无脾脉也。苦少气，下利，腹满，身重，四肢不欲动，善呕。刺足阳明经，治阳。

右手关上阴实者，脾实也。苦肠中伏伏如坚状，大便难。刺足太阴经，治阴。

右手关后尺中阳绝者，无子户脉也。苦足逆寒，绝产，带下，无子，阴中寒。刺足少阴经，治阴。

右手关后尺中阳实者，膀胱实也。苦少腹满，引腰痛。刺足太阳经，治阳。

右手关后尺中阴绝者，无肾脉也。苦足逆冷，上抢胸痛，梦入水见鬼，善厌寐，黑色物来掩人上。刺足太阳经，治阳。

右手关后尺中阴实者，肾实也。苦骨疼，腰脊痛，内寒热。刺足少阴经，治阴。

上，脉二十四气事。

平人迎神门气口前后脉第二

心实

左手寸口、人迎以前脉阴实者，手厥阴经也。病苦闭，大便不利，腹满，四肢重，身热，苦胃胀。刺三里。

心虚

左手寸口、人迎以前脉阴虚者，手厥阴经也。病苦悸恐不乐，心腹痛，难以言，心如寒，状恍惚。

小肠实

左手寸口、人迎以前脉阳实者，手太阳经也。病苦身热，热来去，汗出而烦，心中满，身重，口中生疮。

小肠虚

左手寸口、人迎以前脉阳虚者，手太阳经也。病苦颅际偏头痛，耳颊痛。

心小肠俱实

左手寸口、人迎以前脉阴阳俱实者，手少阴与太阳经俱实也。病苦头痛，身热，大便难，心腹烦满，不得卧，以胃气不转，水谷实也。

心小肠俱虚

左手寸口、人迎以前脉阴阳俱虚者，手少阴与太阳经俱虚也。病苦洞泄苦寒，少气，四肢寒，肠澼。

肝实

左手关上脉阴实者，足厥阴经也。病苦心下坚满，常两胁痛，自忿忿如怒状。

肝虚

左手关上脉阴虚者，足厥阴经也。病苦胁下坚，寒热，腹满，不欲饮食，腹胀，悒悒不乐，妇人月经不利，腰腹痛。

胆实

左手关上脉阳实者，足少阳经也。病苦腹中气满，饮食不下，咽干，头重痛，洒洒恶寒，胁痛。

胆虚

左手关上脉阳虚者，足少阳经也，病苦眩、厥、痿，足指不能摇，躄坐不能起，僵仆，目黄失精䀮䀮。

肝胆俱实

左手关上脉阴阳俱实者，足厥阴与少阳经俱实也。病苦胃胀，呕逆，食不消。

肝胆俱虚

左手关上脉阴阳俱虚者，足厥阴与少阳经俱虚也。病苦恍惚，尸厥不知人，妄见，少气不能言，时时自惊。

肾实

左手尺中神门以后脉阴实者，足少阴经也。病苦膀胱胀闭，少腹与腰脊相引痛。

左手尺中神门以后脉阴实者，足少阴经也。病苦舌燥咽肿，心烦嗌干，胸胁时痛，喘咳汗出，小腹胀满，腰背强急，体重骨热，小便赤黄，好怒好忘，足下热疼，四肢黑，耳聋。

肾虚

左手尺中神门以后脉阴虚者，足少阴经也。病苦心中闷，下重，足肿不可以按地。

膀胱实

左手尺中神门以后脉阳实者，足太阳经也。病苦逆满，腰中痛，不可俯仰，劳也。

膀胱虚

左手尺中神门以后脉阳虚者，足太阳经也。病苦脚中筋急，腹中痛引腰背，不可屈伸，转筋，恶风，偏枯，腰痛，外踝后痛。

肾膀胱俱实

左手尺中神门以后脉阴阳俱实者，足少阴与太阳经俱实也。病苦脊强反折，戴眼，气上抢心，脊痛，不能自反侧。

肾膀胱俱虚

左手尺中神门以后脉阴阳俱虚者，足少阴与太阳经俱虚也。病苦小便利，心痛，背寒，时时少腹满。

肺实

右手寸口气口以前脉阴实者，手太阴经也。病苦肺胀，汗出若露，上气喘逆，咽中塞，如欲呕状。

肺虚

右手寸口气口以前脉阴虚者，手太阴经也。病苦少气不足以息，嗌干不朝津液。

大肠实

右手寸口气口以前脉阳实者，手阳明经也。病苦腹满，善喘咳，面赤身热，喉咽中如核状。

大肠虚

右手寸口气口以前脉阳虚者，手阳明经也。病苦胸中喘，肠鸣，虚渴，唇口干，目急，善惊，泄白。

肺大肠俱实

右手寸口气口以前脉阴阳俱实者，手太阴与阳明经俱实也。病苦头痛，目眩，惊狂，喉痹痛，手臂卷，唇吻不收。

肺大肠俱虚

右手寸口气口以前脉阴阳俱虚者，手太阴与阳明经俱虚也。病苦耳鸣嘈嘈，时妄见光明，情中不乐，或如恐怖。

脾实

右手关上脉阴实者，足太阴经也。病苦足寒胫热，腹胀满，烦扰不得卧。

脾虚

右手关上脉阴虚者，足太阴经也。病苦泄注，腹满，气逆，霍乱呕吐，黄疸，心烦不得卧，肠鸣。

胃实

右手关上脉阳实者，足阳明经也。病苦腹中坚痛而热，汗不出，如温疟，唇口干，善哕，乳痈，缺盆腋下肿痛。

胃虚

右手关上脉阳虚者，足阳明经也。病苦胫寒，不得卧，恶寒洒洒，目急，腹中痛，虚鸣，时寒时热，唇口干，面目浮肿。

脾胃俱实

右手关上脉阴阳俱实者，足太阴与阳明经俱实也。病苦脾胀腹坚，抢胁下痛，胃气不转，大便难，时反泄利，腹中痛，上冲肺肝，动五脏，立喘鸣，多惊，身热，汗不出，喉痹，精少。

脾胃俱虚

右手关上脉阴阳俱虚者，足太阴与阳明经俱虚也。病苦胃中如空状，少气不足以息，四逆寒，泄注不已。

肾实

右手尺中神门以后脉阴实者，足少阴经也。病苦痹，身热，心痛，脊胁相引痛，足逆热烦。

肾虚

右手尺中神门以后脉阴虚者，足少阴经也。病苦足胫小弱，恶风寒，脉代绝，时不至，足寒，上重下轻，行不可以按地，少腹胀满，上抢胸胁，痛引胁下。

膀胱实

右手尺中神门以后脉阳实者，足太阳经也。病苦转胞，不得小便，头眩痛，烦满，脊背强。

膀胱虚

右手尺中神门以后脉阳虚者，足太阳经也。病苦肌肉振动，脚中筋急，耳聋忽忽不闻，恶风，飕飕作声。

肾膀胱俱实

右手尺中神门以后脉阴阳俱实者，足少阴与太阳经俱实也。病苦癫疾，头重，与目相引痛厥，欲起走，反眼，大风，多汗。

肾膀胱俱虚

右手尺中神门以后脉阴阳俱虚者，足少阴与太阳经俱虚也。病苦心痛，若下重不自收，篡反出，时时苦洞泄寒中泄，肾心俱痛。（一说云：肾有左右，而膀胱无二。今用当以左肾合膀胱，右肾合三焦。）

平三关病候并治宜第三

寸口脉浮，中风，发热，头痛。宜服桂枝汤、葛根汤，针风池、风府，向火灸身，摩治风膏，覆令汗出。

寸口脉紧，苦头痛，骨肉疼，是伤寒。宜服麻黄汤发汗，针眉冲、颞颥，摩治伤寒膏。

寸口脉微，苦寒，为衄。宜服五味子汤，摩荼萸膏，令汗出。

寸口脉数，即为吐，以有热在胃管，熏胸中。宜服药吐之，及针胃管，服除热汤。若是伤寒七八日至十日，热在中，烦满渴者，宜服知母汤。

寸口脉缓，皮肤不仁，风寒在肌肉。宜服防风汤，以药薄熨之，摩以风膏，灸诸治风穴。

寸口脉滑，阳实，胸中壅满，吐逆。宜服前胡汤，针太阳、巨阙，泻之。

寸口脉弦，心下愊愊，微头痛，心下有水气。宜服甘遂丸，针期门，泻之。

寸口脉弱，阳气虚，自汗出而短气。宜服茯苓汤、内补散，适饮食消息，勿极劳，针胃管，补之。

寸口脉涩，是胃气不足。宜服干地黄汤，自养调和饮食，针三里，补之。

寸口脉芤，吐血；微芤者，衄血。空虚，去血故也。宜服竹皮汤、黄土汤，灸膻中。

寸口脉伏，胸中逆气，噎塞不通，是胃中冷气上冲心胸。宜服前胡汤、大三建丸，针巨阙、上管，灸膻中。

寸口脉沉，胸中引胁痛，胸中有水气。宜服泽漆汤，针巨阙，泻之。

寸口脉濡，阳气弱，自汗出，是虚损病。宜服干地黄汤、薯蓣丸、内补散、牡蛎散并粉，针太冲，补之。

寸口脉迟，上焦有寒，心痛咽酸，吐酸水。宜服附子汤、生姜汤、茱萸丸，调和饮食以暖之。

寸口脉实，即生热在脾肺，呕逆气塞；虚，即生寒在脾胃，食不消化。有热，即宜服竹叶汤、葛根汤；有寒，宜服茱萸丸、生姜汤。

寸口脉细，发热，呕吐。宜服黄芩龙胆汤，吐不止，宜服橘皮桔梗汤，灸中府。

寸口脉洪大，胸胁满。宜服生姜汤、白薇丸，亦可紫菀汤下之，针上管、期门、章门。

上，上部寸口十七条。

关脉浮，腹满，不欲食。浮为虚满。宜服平胃丸、茯苓汤、生姜前胡汤，针胃管，先泻后补之。

关脉紧，心下苦满，急痛。脉紧者为实。宜服茱萸当归汤，又大黄汤，两治之，良。针巨阙、下管，泻之。

关脉微，胃中冷，心下拘急。宜服附子汤、生姜汤、附子丸，针巨阙，补之。

关脉数，胃中有客热。宜服知母丸、除热汤，针巨阙、上管，泻之。

关脉缓，其人不欲食。此胃气不调，脾气不足。宜服平胃丸、补脾汤，针章门，补之。

关脉滑，胃中有热。滑为热实，以气满，故不欲食，食即吐逆。宜服紫菀汤下之，大平胃丸，针胃管，泻之。

关脉弦，胃中有寒，心下厥逆。此以胃气虚，故尔。宜服茱萸汤，温调饮食，针胃管，补之。

关脉弱，胃气虚，胃中有客热。脉弱为虚热作病。其说云：有热，不可大攻之，热去则寒起。正宜服竹叶汤，针胃管，补之。

关脉涩，血气逆冷。脉涩为血虚，以中焦有微热。宜服干地黄汤、内补散，针足太冲上，补之。

关脉芤，大便去血数斗者，以膈俞伤故也。宜服生地黄并生竹皮汤，灸膈俞；若重下去血者，针关元；甚者，宜服龙骨丸，必愈。

关脉伏，中焦有水气，溏泄。宜服水银丸，针关元，利小便，溏泄便止。

关脉沉，心下有冷气，苦满吞酸。宜服白薇茯苓丸、附子汤，针胃管，补之。

关脉濡，苦虚冷，脾气弱，重下病。宜服赤石脂汤、女萎丸，针关元，补之。

关脉迟，胃中寒。宜服桂枝丸、茱萸汤，针胃管，补之。

关脉实，胃中痛。宜服栀子汤、茱萸乌头丸，针胃管，补之。

关脉牢，脾胃气塞，盛热即腹满响响。宜服紫菀丸、泻脾丸，针灸胃管，泻之。

关脉细，脾胃虚，腹满。宜服生姜茱萸蜀椒汤、白薇丸，针灸三管。

关脉洪，胃中热，必烦满。宜服平胃丸，针胃管，先泻后补之。

上，中部关脉十八条。

尺脉浮，下热风，小便难。宜服瞿麦汤、滑石散，针横骨、关元，泻之。

尺脉紧，脐下痛。宜服当归汤，灸天枢，针关元，补之。

尺脉微，厥逆，小腹中拘急，有寒气。宜服小建中汤，针气海。

尺脉数，恶寒，脐下热痛，小便赤黄。宜服鸡子汤、白鱼散，针横骨，泻之。

尺脉缓，脚弱下肿，小便难，有余沥。宜服滑石汤、瞿麦散，针横骨，泻之。

尺脉滑，血气实，妇人经脉不利，男子尿血。宜服朴硝煎、大黄汤下去经血，针关元，泻之。

尺脉弦，小腹疼，小腹及脚中拘急。宜服建中汤、当归汤，针气海，泻之。

尺脉弱，阳气少，发热骨烦。宜服前胡汤、干地黄汤、茯苓汤，针关元，补之。

尺脉涩，足胫逆冷，小便赤。宜服附子四逆汤，针足太冲，补之。

尺脉芤，下焦虚，小便去血。宜服竹皮生地黄汤，灸丹田、关元，亦针补之。

尺脉伏，小腹痛，癥疝，水谷不化。宜服大平胃丸、桔梗丸，针关元，补之。

尺脉沉，腰背痛。宜服肾气丸，针京门，补之。

尺脉濡，苦小便难。宜服瞿麦汤、白鱼散，针关元，泻之。

尺脉迟，下焦有寒。宜服桂枝丸，针气海、关元，补之。

尺脉实，小腹痛，小便不禁。宜服当归汤，加大黄一两，以利大便；针关元，补之，止小便。

尺脉牢，腹满，阴中急。宜服葶苈子茱萸丸，针丹田、关元、中极。

上，下部尺脉十六条。

平奇经八脉病第四

脉有奇经八脉者，何谓也？

然：有阳维、阴维，有阳跷、阴跷，有冲，有督，有任，有带之脉，凡此八脉者，皆不拘于经，故曰奇经八脉也。

经有十二，络有十五，凡二十七气，相随上下，何独不拘于经也？

然：圣人图设沟渠，通利水道，以备不虞。天雨降下，沟渠溢满，霶霈妄行，当此之时，圣人不能复图也。此络脉流溢，诸经不能复拘也。

奇经八脉者，既不拘于十二经，皆何起何系也？

然：阳维者，起于诸阳之会；阴维者，起于诸阴之交。阳维、阴维者，维络于身，溢畜不能环流溉灌诸经者也。阳跷者，起于跟中，循外踝而上行，入风池；阴跷者，亦起于跟中，循内踝而上行，至咽喉，交贯冲脉。冲脉者，起于关元，循腹里直上，至咽喉中。督脉者，起于下极之俞，并于脊里，循背上，至风府。冲脉者，阴脉之海也；督脉者，阳脉之海也。任脉者，起于胞门子户，夹脐上行，至胸中。带脉者，起于季肋，回身一周。此八者，皆不系于十二经，故曰奇经八脉者也。

奇经之为病何如？

然：阳维维于阳，阴维维于阴。阴阳不能相维，怅然失志，容容不能自收持。阳维为病，苦寒热；阴维为病，苦心痛。阴跷为病，阳缓而阴急；阳跷为病，阴缓而阳急。冲之为病，逆气而里急。督之为病，脊强而厥。任之为病，其内苦结，男子为七疝，女子为瘕聚。带之为病，苦腹满，腰容容若坐水中状。此奇经八脉之为病也。

诊得阳维脉浮者，暂起目眩，阳盛实，苦肩息，洒洒如寒。

诊得阴维脉沉大而实者，苦胸中痛，胁下支满，心痛。

诊得阴维如贯珠者，男子两胁实，腰中痛；女子阴中痛，如有疮状。

诊得带脉，左右绕脐腹腰脊痛，冲阴股也。两手脉浮之俱有阳，沉之俱有阴，阴阳皆实盛者，此为冲、督之脉也。

冲、督之脉者，十二经之道路也。冲、督用事，则十二经不复朝于寸口，其人皆苦恍惚狂痴；不者，必当犹豫，有两心也。

两手阳脉浮而细微绵绵不可知，俱有阴脉亦复细绵绵，此为阴跷、阳跷之脉也。此家曾有病鬼魅风死，苦恍惚，亡人为祸也。

诊得阳跷，病拘急；阴跷，病缓。

尺寸俱浮，直上直下，此为督脉。腰背强痛，不得俯仰，大人癫病，小人风痫疾。

脉来中央浮，直上下痛者，督脉也。动苦腰背膝寒，大人癫，小儿痫也。灸顶上三丸，正当顶上。

尺寸脉俱牢，直上直下，此为冲脉。胸中有寒疝也。

脉来中央坚实，径至关者，冲脉也。动苦少腹痛，上抢心，有瘕疝，绝孕，遗矢溺，胁支满烦也。

横寸口边丸丸，此为任脉。苦腹中有气如指，上抢心，不得俯仰，拘急。

脉来紧细实长至关者，任脉也。动苦少腹绕脐，下引横骨，阴中切痛。取脐下三寸。

卷 三

肝胆部第一

肝象木，与胆合为腑。其经足厥阴，与足少阳为表里。其脉弦，其相冬三月，王春三月，废夏三月，囚季夏六月，死秋三月。其王日甲乙，王时平旦、日出。其困日戊己，困时食时、日昳。其死日庚辛，死时晡时、日入。其神魂，其主色，其养筋，其候目，其声呼，其色青，其臭臊，其液泣，其味酸，其宜苦，其恶辛。肝俞在背第九椎，募在期门；胆俞在背第十椎，募在日月。

上，新撰。

冬至之后得甲子，少阳起于夜半，肝家王。肝者，东方木。万物始生，其气来软而弱，宽而虚。故脉为弦。软即不可发汗，弱即不可下。宽者开，开者通，通者利，故名曰宽而虚。春以胃气为本，不可犯也。

上，《四时经》。

黄帝问曰：春脉如弦，何如而弦？岐伯曰：春脉肝也，东方木也，万物之所以始生也，故其气来濡弱，轻虚而滑，端直以长，故曰弦。反此者病。黄帝曰：何如而反？岐伯曰：其气来实而强，此谓太过，病在外；其气来不实而微，此谓不及，病在中。黄帝曰：春脉太过与不及，其病皆何如？岐伯曰：太过则令人善忘，忽忽眩冒而癫疾；不及则令人胸胁痛引背，下则两胁胠满。黄帝曰：善。

肝脉来濡弱招招，如揭竿末梢，曰平。春以胃气为本。肝脉来盈实而滑，如循长竿，曰肝病。肝脉来急而益劲，如新张弓弦，曰肝死。真肝脉至，中外急，如循刀刃责责然，如按琴瑟弦，色青白不泽，毛折，乃死。春胃微弦曰平，弦多胃少曰肝病，但弦无胃曰死。有胃而毛曰秋病，毛甚曰今病。

肝藏血，血舍魂。悲哀动中则伤魂，魂伤则狂妄，其精不守，令人阴缩而筋挛，两胁骨不举，毛悴色夭，死于秋。

春肝木王，其脉弦细而长，名曰平脉也。反得浮涩而短者，是肺之乘肝，金之克木，为贼邪，大逆，十死不治。反得洪大而散者，是心之乘肝，子之扶母，为实邪，虽病，自愈。反得沉濡而滑者，是肾之乘肝，母之归子，为虚邪，虽病，易治。反得大而缓者，是脾之乘肝，土之陵木，为微邪，虽病，即瘥。

肝脉来濯濯如倚竿，如琴瑟之弦，再至，曰平；三至，曰离经，病；四至，脱精；五至，死；六至，命尽。足厥阴脉也。

肝脉急甚，为恶言；微急，为肥气在胁下，若覆杯。缓甚，为善呕；微缓，为水瘕痹。大甚，为内痈，善呕衄；微大，为肝痹，阴缩，咳引少腹。小甚，为多饮；微小，为消瘅。滑甚，为㿉疝；微滑，为遗溺。涩甚，为淡饮；微涩，为瘛疭挛筋。

足厥阴气绝则筋缩，引卵与舌。厥阴者，肝脉也。肝者，筋之合也。筋者，聚于阴器，而脉络于舌本。故脉弗营则筋缩急，筋缩急则引舌与卵。故唇青、舌卷、卵缩，则筋先死。庚笃，辛死，金胜木也。

肝死脏，浮之脉弱，按之中如索不来，或曲如蛇行者，死。

上，《素问》《针经》、张仲景。

心小肠部第二

心象火，与小肠合为腑。其经手少阴，与手太阳为表里。其脉洪，其相春三月，王夏三月，废季夏六月，囚秋三月，死冬三月。其王日丙丁，王时禺中、日中；其困日庚辛，困时晡时、日入；其死日壬癸，死时人定、夜半。其藏神，其主臭，其养血，其候舌，其声言，其色赤，其臭焦，其液汗，其味苦，其宜甘，其恶咸。心俞在背第五椎，募在巨阙，小肠俞在背第十八椎，募在关元。

上，新撰。

心者，南方，火。万物洪盛，垂枝布叶，皆下垂如曲，故名曰钩。心脉洪大而长，洪则卫气实，实则气无从出；大则荣气萌，萌洪相薄，可以发汗，故名曰长。长洪相得，即引水浆，溉灌经络，津液皮肤。太阳洪大，皆是母躯，幸得戊己，用牢根株。阳气上出，汗见于头，五内干枯，胞中空虚，医反下之，此为重虚也。脉浮，有表无里，阳无所使，不但危身，并中其母。

上，《四时经》。

黄帝问曰：夏脉如钩，何如而钩？岐伯曰：夏脉心也，南方火也，万物之所以盛长也，故其气来盛去衰，故曰钩。反此者病。黄帝曰：何如而反？岐伯曰：其气来盛，去亦盛，此谓太过，病在外；其来不盛，去反盛，此谓不及，病在中。黄帝曰：夏脉太过与不及，其病皆何如？岐伯曰：太过则令人身热而肤痛，为浸淫；不及则令人烦心，上见咳唾，下为气泄。帝曰：善。

心脉来累累如连珠，如循琅玕，曰平。夏以胃气为本。心脉来喘喘连属，其中微曲，曰心病。心脉来前曲后居，如操带钩，曰心死。真心脉至，坚而搏，如循薏苡子，累累然，其色赤黑不泽，毛折，乃死。夏胃微钩曰平，钩多胃少曰心病，但钩无胃曰死。胃而有石曰冬病，石甚曰今病。

心藏脉，脉舍神。怵惕思虑则伤神，神伤则恐惧自失，破䐃脱肉，毛悴色夭，死于冬。

夏心火王，其脉洪大而散，名曰平脉。反得沉濡而滑者，是肾之乘心，水之克火，为贼邪，大逆，十死不治。反得大而缓者，是脾之乘心，子之扶母，为实邪，虽病，自愈。反得弦细而长者，是肝之乘心，母之归子，为虚邪，虽病，易治。反得浮涩而短者，是肺之乘心，金之陵火，为微邪，虽病，即瘥。

心脉来累累如贯珠滑利，再至，曰平；三至，曰离经，病；四至，脱精；五至，死；六至，命尽。手少阴脉。

心脉急甚，为瘛疭；微急，为心痛引背，食不下。缓甚，为狂笑；微缓，为伏梁，在心下，上下行，时唾血。大甚，为喉介；微大，为心痹引背，善泪出。小甚，为善哕；微小，为消瘅。滑甚，为善渴；微滑，为心疝引脐，少腹鸣。涩甚，为喑；微涩，为血溢，维厥，耳鸣，巅疾。

手少阴气绝，则脉不通。少阴者，心脉也。心者，脉之合也。脉不通则血不流，血不流则发色不泽，故其面黑如漆柴者，血先死。壬笃，癸死，水胜火也。

心死脏，浮之脉实，如豆麻击手，按之益躁疾者，死。

上，《素问》《针经》、张仲景。

脾胃部第三

脾象土，与胃合为腑。其经足太阴，与足阳明为表里。其脉缓，其相夏三月，王季夏六月，废秋三月，囚冬三月，死春三月。其王日戊己，王时食时、日昳；困日壬癸，困时人定、夜半；其死日甲乙，死时平旦、日出。其神意，其主味，其养肉，其候口，其声歌，其色黄，其臭香，其液涎，其味甘，其宜辛，其恶酸。脾俞在背第十一椎，募在章门。胃俞在背第十二椎，募在太仓。

上，新撰。

脾者，土也，敦而福。敦者，厚也。万物众色不同，故名曰得。福者广，万物悬根住茎，其叶在巅，蜎蜚蠕动，蚑蠕喘息，皆蒙土恩。德则为缓，恩则为迟，故令太阴脉缓而迟，尺寸不同。酸咸苦辛，土妙而生，互行其时，而以各行，皆不群行，尽可常服。土寒则温，土热则凉。

土有一子，名之曰金，怀挟抱之，不离其身。金乃畏火，恐热来熏，遂弃其母，逃归水中，水自金子，而藏火神，闭门塞户，内外不通，此谓冬时也。土亡其子，其气衰微，水为洋溢，浸渍为池，走击皮肤，面目浮肿，归于四肢。愚医见水，直往下之，虚脾空胃，水遂居之，肺为喘浮，肝反畏肺，故下沉没。下有荆棘，恐伤其身，避在一边，以为水流。

心衰则伏，肝微则沉，故令脉伏而沉。上医来占，因转孔穴，利其溲便，遂通水道，甘液下流；亭其阴阳，喘息则微，汗出正流。肝着其根，心气因起，阳行四肢，肺气亭亭，喘息则安。肾为安声，其味为咸，倚坐母败，汗臭如腥。土得其子，则成为山；金得其母，名曰丘矣。

上，《四时经》。

黄帝曰：四时之序，逆顺之变异也，然脾脉独何主？岐伯曰：脾者土也，孤脏以灌四旁者也。曰：然则脾善恶可得见乎？曰：善者不可得见，恶者可见。曰：恶者何如？曰：其来如水之流者，此谓太过，病在外；如乌之喙，此谓不及，病在中。太过则令人四肢沉重不举；其不及则令人九窍壅塞不通，名曰重强。

脾脉来而和柔相离，如鸡足践地，曰平。长夏以胃气为本。脾脉来实而盈数，如鸡举足，曰脾病。脾脉来坚兑，如乌之喙，如鸟之距，如屋之漏，如水之溜，曰脾死。真脾脉至，弱而乍疏乍散，色青黄不泽，毛折，乃死。长夏胃微濡弱曰平，弱多胃少曰脾病，但代无胃曰死。濡弱有石曰冬病，石甚曰今病。

脾藏荣，荣舍意。愁忧不解则伤意，意伤则闷乱，四肢不举，毛悴色夭，死于春。

六月季夏建未，坤未之间，土之位，脾王之时。其脉大阿阿而缓，名曰平脉。反得弦细而长者，是肝之乘脾，木之克土，为贼邪，大逆，十死不治。反得浮，涩而短者，是肺之乘脾，子之扶母，为实邪，虽病，自愈。反得洪大而散者，是心之乘脾，母之归子，为虚邪，虽病，易治。反得沉濡而滑者，肾之乘脾，水之陵土，为微邪，虽病，即瘥。

脾脉苌苌而弱，来疏去数，再至，曰平；三至，曰离经，病；四至，脱精；五至，死；六至，命尽。足太阴脉也。

脾脉急甚，为瘛疭；微急，为脾中满，食饮入而还出，后沃沫。缓甚，为痿厥；微缓，为风痿，四肢不用，心慧然，若无病。大甚，为击仆；微大，为疝气，裹大脓血，在肠胃之外。小甚，为寒热；微小，为消瘅。滑甚，为㿉癃；微滑，为虫毒蛔，肠鸣热。涩甚，为肠㿉；微涩，为内溃，多下脓血也。

足太阴气绝，则脉不营其口唇。口唇者，肌肉之本也。脉不营则肌肉濡，肌肉濡则人中满，人中满则唇反，唇反者肉先死。甲笃，乙死，木胜土也。

脾死脏，浮之脉大缓，按之中如覆杯，絜絜状如摇者，死。

上，《素问》《针经》、张仲景。

肺大肠部第四

肺象金，与大肠合为腑。其经手太阴，与手阳明为表里。其脉浮，其相季夏六月，其王秋三月，废冬三月，囚春三月，死夏三月。其王日庚辛，王时晡时、日入；其困日甲乙，困时平旦、日出；其死日丙丁，死时禺中、日中。其神魄，其主声，其养皮毛，其候鼻，其声哭，其色白，其臭腥，其液涕，其味辛，其宜咸，其恶苦。肺俞在背第三椎，募在中府。大肠俞在背第十六椎，募在天枢。

上，新撰。

肺者，西方，金，万物之所终。宿叶落柯，萋萋枝条，其机然独在。其脉为微浮毛。卫气迟，荣气数，数则在上，迟则在下，故名曰毛。阳当陷而不陷，阴当升而不升，为邪所中。阳中邪则卷，阴中邪则紧，卷则恶寒，紧则为栗，寒栗相薄，故名曰疟。弱则发热，浮乃来出，旦中旦发，暮中暮发。脏有远近，脉有迟疾，周有度数，行有漏刻。迟在上，伤毛采；数在下，伤下焦。中焦有恶则见，有善则匿。阳气下陷，阴气则温，阳反在下，阴反在巅，故名曰长而且留。

上，《四时经》。

黄帝问曰：秋脉如浮，何如而浮？岐伯对曰：秋脉肺也，西方金也，万物之所以收成也。故其气来轻虚而浮，其气来急去散，故曰浮。反此者病。黄帝曰：何如而反？岐伯曰：其气来毛而中央坚，两傍虚，此谓太过，病在外；其气来毛而微，此谓不及，病在中。黄帝曰：秋脉太过与不及，其病何如？岐伯曰：太过则令人气逆，而背痛愠愠然；不及则令人喘，呼吸少气而咳，上气见血，下闻病音。

肺脉来厌厌聂聂，如落榆荚，曰肺平。秋以胃气为本。肺脉来不上不下，如循鸡羽，曰肺病。肺脉来如物之浮，如风吹毛，曰肺死。真肺脉至，大而虚，如以毛羽中人肤，色赤白不泽，毛折，乃死。秋胃微毛曰平，毛多胃少曰肺病，但毛无胃曰死。毛而有弦曰春病，弦甚曰今病。

肺藏气，气舍魄。喜乐无极则伤魄，魄伤则狂，狂者意不存人，皮革焦，毛悴色夭，死于夏。

秋金肺王，其脉浮涩而短，曰平脉。反得洪大而散者，是心之乘肺，火之克金，为贼邪，大逆，十死不治。反得沉濡而滑者，是肾之乘肺，子之扶母，为实邪，虽病，自愈。反得大而缓者，是脾之乘肺，母之归子，为虚邪，虽病，易治。反得弦细而长者，是肝之乘肺，木之陵金，为微邪，虽病，即瘥。

肺脉来泛泛轻如微风吹鸟背上毛，再至，曰平；三至，曰离经，病；四至，脱精；五至，死；六至，命尽。手太阴脉也。

肺脉急甚，为癫疾；微急，为肺寒热，怠堕，咳唾血，引腰背胸，苦鼻息肉不通。缓甚，为多汗；微缓，为痿偏风，头以下汗出不可止。大甚，为胫肿；微大，为肺痹，引胸背，起腰内。小甚，为飧泄；微小，为消瘅。滑甚，为息贲上气；微滑，为上下出血。涩甚，为呕血；微涩，为鼠瘘，在颈支掖之间，下不胜其上，其能喜酸。

手太阴气绝，则皮毛焦。太阴者，行气温皮毛者也。气弗营则皮毛焦，皮毛焦则津液去，津液去则皮节伤，皮节伤者则爪枯毛折，毛折者则气先死。丙笃，丁死，火胜金也。

肺死脏，浮之虚，按之弱如葱叶，下无根者，死。

上，《素问》《针经》、张仲景。

肾膀胱部第五

肾象木，与膀胱合为腑。其经足少阴，与足太阳为表里。其脉沉，其相秋三月，其王冬三月，废春三月，囚夏三月，其死季夏六月。其王日壬癸，王时人定、夜半；其困日丙丁，困时禺中、日中；其死日戊己，死时食时、日昳。其神志，其主液，其养骨，其候耳，其声呻，其色黑，其臭腐，其液唾，其味咸，其宜酸，其恶甘。肾俞在背第十四椎，募在京门。膀胱俞在第十九椎，募在中极。

上，新撰。

肾者，北方，水，万物之所藏。百虫伏蛰，阳气下陷，阴气上升，阳气中出，阴气烈为霜，遂不上升，化为雪霜，猛兽伏蛰，蜾虫匿藏。其脉为沉，沉为阴在里，不可发汗，发则蜾虫出，见其霜雪。阴气在表，阳气在脏，慎不可下。下之者伤脾，脾土弱即水气妄行。下之者，如鱼出水，蛾入汤。重客在里，慎不可熏，熏之逆客，其息则喘。无持客热，令口烂疮。阴脉且解，血散不通，正阳遂厥，阴不往从，客热狂入，内为结胸，脾气遂弱，清溲痢通。

上，《四时经》。

黄帝问曰：冬脉如营，何如而营？岐伯对曰：冬脉肾也，北方水也，万物之所以合藏，故其气来沉以抟，故曰营。反此者病。黄帝曰：何如而反？岐伯曰：其气来如弹石者，此谓太过，病在外；其去如数者，此谓不及，病在中。黄帝曰：冬脉太过与不及，其病皆如何？岐伯曰：太过则令人解㑊，脊脉痛而少气，不欲言；不及则令人心悬如病饥，眇中清，脊中痛，少腹满，小便黄赤。

肾脉来喘喘累累如钩，按之而坚，曰肾平。冬以胃气为本。肾脉来如引葛，按之益坚，曰肾病。肾脉来发如夺索，辟辟如弹石，曰肾死。真肾脉至，抟而绝，如以指弹石，辟辟然，色黄黑不泽，毛折，乃死。冬胃微石曰平，石多胃少曰肾病，但石无胃曰死。石而有钩曰夏病，钩甚曰今病。

肾藏精，精舍志。盛怒而不止则伤志，志伤则善忘其前言，腰脊痛，不可以俯仰屈伸，毛悴色夭，死于季夏。

冬肾水王，其脉沉濡而滑，曰平脉。反得大而缓者，是脾之乘肾，土之克水，为贼邪，大逆，十死不治。反得弦细而长者，是肝之乘肾，子之扶母，为实邪，虽病，自愈。反得浮涩而短者，是肺之乘肾，母之归子，为虚邪，虽病，易治。反得洪大而散者，是心之乘肾，火之陵水，为微邪，虽病，即瘥。

肾脉沉细而紧，再至，曰平；三至，曰离经，病；四至，脱精；五至，死；六至，命尽。足少阴脉也。

肾脉急甚，为骨痿、癫疾；微急，为贲豚、沉厥，足不收，不得前后。缓甚，为折脊；微缓，为洞下。洞下者，食不化，入咽还出。大甚，为阴痿；微大，为石水，起脐下以至小腹肿，垂垂然，上至胃管，死不治。小甚，为洞泄；微小，为消瘅。滑甚，为癃㿗；微滑，为骨痿，坐不能起，目无所见，视见黑花。涩甚，为大痈；微涩，为不月水，沉痔。

足少阴气绝，则骨枯。少阴者，冬脉也，伏行而濡骨髓者也。故骨不濡则肉不能着骨也，骨肉不相亲则肉濡而却，肉濡而却故齿长而垢，发无泽，发无泽者，骨先死。戊笃，己死，土胜水也。

肾死脏，浮之坚，按之乱如转丸，益下入尺中者，死。

上，《素问》《针经》、张仲景。

卷

四

辨三部九候脉证第一

经言：所谓三部者，寸、关、尺也；九候者，每部中有天、地、人也。上部主候从胸以上至头，中部主候从膈以下至气街，下部主候从气街以下至足。浮沉牢结，迟疾滑涩，各自异名，分理察之，勿怠观变。所以别三部九候，知病之所起，审而明之，针灸亦然也。故先候脉寸中，浮在皮肤，沉细在里，昭昭天道，可得长久。

上部之候，牢结沉滑，有积气在膀胱。微细而弱，卧引里急，头痛咳嗽，逆气上下。心膈上有热者，口干渴燥。病从寸口，邪入上者，名曰解。脉来至，状如琴弦，苦少腹痛，女子经月不利，孔窍生疮；男子病痔，左右胁下有疮。上部不通者，苦少腹痛，肠鸣。寸口中虚弱者，伤气，气不足。大如桃李实，苦痹也。寸口直上者，逆虚也。如浮虚者，泄利也。

中部脉结者，腹中积聚，若在膀胱、两胁下，有热。脉浮而大，风从胃管入，水胀干呕，心下澹澹，如有桃李核。胃中有寒，时苦烦痛不食，食即心痛，胃胀支满，膈上积。胁下有热，时寒热淋露。脉横出上者，胁气在膀胱，病即著。右横关入寸口中者，膈中不通，喉中咽难。刺关元，入少阴。

下部脉者，其脉来至浮大者，脾也。与风集合，时上头，痛引腰背，小滑者，厥也。足下热，烦满，逆上抢心，上至喉中，状如恶肉，脾伤也。病少腹下，在膝、诸骨节间，寒清不可屈伸。脉急如弦者，筋急，足挛结者，四肢重。从尺邪入阳明者，寒热也。大风邪入少阴，女子漏白下赤，男子溺血，阴萎不起，引少腹痛。

人有三百六十脉，法三百六十日。三部者，寸、关、尺也。尺脉为阴，阴脉常沉而迟；寸关为阳，阳脉俱浮而速。气出为动，入为息，故阳脉六息七息十三投，阴脉八息七息十五投，此其常也。

二十八脉，相逐上下，一脉不来，知疾所苦。尺胜治下，寸胜治上，尺寸俱平治中央。脐以上阳也，法于天；脐以下阴也，法于地；脐为中关。头为天，足为地。

有表无里，邪之所止，得鬼病。何谓表里？寸尺为表，关为里，两头有脉，关中绝不至也。尺脉上不至关为阴绝，寸脉下不至关为阳绝，阴绝而阳微，死不治。三部脉，或至，或不至，冷气在胃中，故令脉不通也。上部有脉，下部无脉，其人当吐，不吐者死；上部无脉，下部有脉，虽困，无所苦。所以然者，譬如人之有尺，树之有根，虽枝叶枯槁，根本将自生，木有根本，即自有气，故知不死也。

寸口脉平而死者，何也？然：诸十二经脉者，皆系于生气之原。所谓生气之原者，非谓十二经之根本也，谓肾间动气也。此五脏六腑之本，十二经之根，呼吸之门，三焦之原，一名守邪之神也。故气者，人根本也，根绝则茎枯矣。寸口脉平而死者，生气独绝于内也。

岐伯曰：形盛脉细，少气不足以息者死；形瘦脉大，胸中多气者死。形气相得者生，参伍不调者病，三部九候皆相失者死。上下左右之脉相应如参舂者，病甚；上下左右相失不可数者，死；中部之候虽独调，与众脏相失者死；中部之候相减者死。目内陷者死。

黄帝曰：冬阴夏阳，奈何？岐伯曰：九候之脉皆沉细悬绝者，为阴，主冬，故以夜半死；盛躁喘数者，为阳，主夏，故以日中死。是故寒热者，平旦死；热中及热病者，日中死；病风者，以日夕死；病水者，以夜半死。其脉乍数乍疏，乍迟乍疾者，以日乘四季死。形肉已脱，九候虽调，犹死。

七诊虽见，九候皆顺者，不死。所言不死者，风气之病及经月之病，似七诊之病而非也，故言不死。若有七诊之病，其脉候亦败者，死矣。必发哕噫，必审问其所始病，与今之所方病，而后各切循其脉，视其经络浮沉，以上下逆顺循之。其脉疾者不病，其脉迟者病，脉不往来者死，皮肤著者死。

两手脉结上部者濡，结中部者缓，结三里者豆起。弱反在关，濡反在巅。微在其上，涩反在下。微即阳气不足，沾热汗出；涩即无血，厥而且寒。

黄帝问曰：余每欲视色持脉，独调其尺，以言其病，从外知内，为之奈何？岐伯对曰：审其尺之缓急、小大、滑涩，肉之坚脆，而病形变定矣。调之何如？对曰：脉急者，尺之皮肤亦急；脉缓者，尺之皮肤亦缓；脉小者，尺之皮肤减而小；脉大者，尺之皮肤亦大；脉滑者，尺之皮肤亦滑；脉涩者，尺之皮肤亦涩。凡此六变，有微有甚。故善调尺者，不待于寸；善调脉者，不待于色。能参合行之，可为上工。

尺肤滑以淖泽者，风也；尺内弱，解㑊安卧脱肉者，寒热也；尺肤涩者，风痹也；尺肤粗如枯鱼之鳞者，水淡饮也。尺肤热甚，脉盛躁者，病温也，其脉盛而滑者，汗且出；尺肤寒甚，脉小者，泄，少气。尺肤烜然，先热后寒者，寒热也；尺肤先寒，久持之而热者，亦寒热也；尺烜然热，人迎大者，当夺血。尺紧，人迎脉小甚，则少气；色白有加者，立死。

肘所独热者，腰以上热；肘前独热者，膺前热；肘后独热者，肩背热；肘后廉以下三四寸热者，肠中有虫。手所独热者，腰以上热；臂中独热者，腰腹热。掌中热者，腹中热；掌中寒者，腹中寒；鱼上白肉有青血脉者，胃中有寒。

诸浮诸沉，诸滑诸涩，诸弦诸紧，若在寸口，膈以上病；若在关上，胃以下病；若在尺中，肾以下病。

寸口脉滑而迟，不沉不浮，不长不短，为无病。左右同法。寸口太过与不及，寸口之脉中手短者，曰头痛；中手长者，曰足胫痛；中手促上击者，曰肩背痛。寸口脉浮而盛者，病在外。寸口脉沉而坚者，病在中。寸口脉沉而弱者，曰寒热及疝瘕、少腹痛。寸口脉沉而弱，发必堕落。寸口脉沉而紧，苦心下有寒，时痛，有积聚。寸口脉沉，胸中短气。寸口脉沉而喘者，寒热。寸口脉但实者，心劳。寸口脉紧或浮，膈上有寒，肺下有水气。脉紧而长过寸口者，注病。脉紧上寸口者，中风。风头痛亦如之。脉弦上寸口者，宿食；降者，头痛。脉来过寸入鱼际者，遗尿。脉出鱼际，逆气喘息。寸口脉潎潎如羹上肥，阳气微；连连如蜘蛛丝，阴气衰。寸口脉偏绝，则臂偏不遂；其人两手俱绝者，不可治。两手前部阳绝者，苦心下寒毒，喙中热。

关上脉浮而大，风在胃中，张口肩息，心下澹澹，食欲呕。关上脉微浮，积热在胃中，呕吐蛔虫，心健忘。关上脉滑而大小不匀，是为病方欲进，不出一二日，复欲发动。其人欲多饮，饮即注利，如利止者生，不止者死。关上脉紧而滑者，蛔动。关上脉涩而坚，大而实，按之不减有力，为中焦实，有伏结在脾，肺气塞，实热在胃中。关上脉大而尺寸细者，其人必心腹冷积，癥瘕结聚，欲热饮食。关上脉时来时去，乍大乍小，乍疏乍数者，胃中寒热，羸劣不欲饮食，如疟状。

尺脉浮者，客阳在下焦。尺脉细微，溏泄，下冷利。尺脉弱，寸强，胃络脉伤。尺脉虚小者，足胫寒，痿痹脚疼。尺脉涩，下血不利，多汗。尺脉滑而疾，为血虚。尺脉沉而滑者，寸白虫。尺脉细而急者，筋挛，痹不能行。尺脉粗，常热者，谓之热中，腰胯疼，小便赤热。尺脉偏滑疾，面赤如醉，外热则病。

平杂病脉第二

滑为实为下，数为虚为热，浮为风为虚，动为痛为惊，沉为水为实，弱为虚为悸。

迟则为寒，涩则少血，缓则为虚，洪则为气，紧则为寒，弦数为疟。

疟脉自弦，弦数多热，弦迟多寒。微则为虚，代散则死。弦为痛痹，偏弦为饮，双弦则胁下拘急而痛，其人涩涩恶寒。

脉大，寒热在中。伏者，霍乱。安卧，脉盛，谓之脱血。凡亡汗，肺中寒饮，冷水咳嗽，下利，胃中虚冷，此等其脉并紧。浮而大者，风。浮大者，中风，头重，鼻塞。浮而缓，皮肤不仁，风寒入肌肉。滑而浮散者，瘫缓风。滑者，鬼疰。涩而紧，痹病。浮洪大长者，风眩癫疾。大坚疾者，癫病。弦而钩，胁下如刀刺，状如蜚尸，至困不死。紧而急者，遁尸。洪大者，伤寒热病。浮洪大者，伤寒，秋吉，春成病。浮而滑者，宿食。浮滑而疾者，食不消，脾不磨。短疾而滑，酒病。浮而细滑，伤饮。迟而涩，中寒，有癥结。快而紧，积聚，有击痛。弦急，疝瘕，小腹痛，又为癖病。迟而滑者，胀。盛而紧曰，胀。弦小者，寒癖。沉而弦者，悬饮，内痛。弦数，有寒饮，冬夏难治。紧而滑者，吐逆。小弱而涩，胃反。迟而缓者，有寒。微而紧者，有寒。沉而迟，腹脏有冷病。微弱者，有寒，少气。实紧，胃中有寒，苦不能食。时时利者，难治。滑数，心下结，热盛。滑疾，胃中有热。缓而滑，曰热中。沉而急，病伤寒，暴发虚热。浮而绝者，气。辟大而滑，中有短气。浮短者，其人肺伤。诸气微少，不过一年死，法当嗽也。沉而数，中水，冬不治自愈。短而数，心痛，心烦。弦而紧，胁痛，脏伤，有瘀血。沉而滑，为下重，亦为背膂痛。脉来细而滑，按之能虚，因急持直者，僵仆，从高堕下，病在内。微浮，秋吉，冬成病。微数，虽甚不成病，不可劳。浮滑疾紧者，以合百病，人易愈。

阳邪来，见浮洪。阴邪来，见沉细。水谷来，见坚实。

脉来乍大乍小、乍长乍短者，为祟。脉来洪大袅袅者，社祟。脉来沉沉泽泽，四肢不仁而重，土祟。

脉与肌肉相得，久持之至者，可下之。弦小紧者，可下之。紧而数，寒热俱发，必下乃愈。

弦迟者，宜温药。紧数者，可发其汗。

诊五脏六腑气绝证候第三

病人肝绝，八日死。何以知之？面青，但欲伏眠，目视而不见人，汗出如水不止。

病人胆绝，七日死，何以知之？眉为之倾。

病人筋绝，九日死。何以知之？手足爪甲青，呼骂不休。

病人心绝，一日死。何以知之？肩息，回视，立死。

病人肠绝，六日死。何以知之？发直如干麻，不得屈伸，白汗不止。

病人脾绝，十二日死。何以知之？口冷，足肿，腹热，胪胀，泄利不觉，出无时度。

病人胃绝，五日死。何以知之？脊痛，腰中重，不可反覆。

病人肉绝，六日死。何以知之？耳干，舌皆肿，溺血，大便赤泄。

病人肺绝，三日死。何以知之？口张，但气出而不还。

病人大肠绝，不治。何以知之？泄利无度，利绝则死。

病人肾绝，四日死。何以知之？齿为暴枯，面为正黑，目中黄色，腰中欲折，白汗出如流水。

病人骨绝，齿黄落，十日死。

诸浮脉无根者，皆死。

以上，五脏六腑为根也。

诊四时相反脉证第四

春三月木王，肝脉治，当先至，心脉次之，肺脉次之，肾脉次之，此为四时王相顺脉也。

到六月土王，脾脉当先至而反不至，反得肾脉，此为肾反脾也，七十日死。何谓肾反脾？夏，火王，心脉当先至，肺脉次之，而反得肾脉，是谓肾反脾。期五月、六月，忌丙丁。

脾反肝，三十日死。何谓脾反肝？春，肝脉当先至而反不至，脾脉先至，是谓脾反肝。期正月、二月，忌甲乙。

肾反肝，三岁死。何谓肾反肝？春，肝脉当先至而反不至，肾脉先至，是谓肾反肝也。期七月、八月，忌庚辛。

肾反心，二岁死。何谓肾反心？夏，心脉当先至而反不至，肾脉先至，是谓肾反心也。期六月，忌戊己。

诊损至脉第五

脉有损至，何谓也？然：至之脉，一呼再至曰平，三至曰离经，四至曰夺精，五至曰死，六至曰命绝，此至之脉也。何谓损？一呼一至曰离经，二呼一至曰夺精，三呼一至曰死，四呼一至曰命绝，此损之脉也。至脉从下上，损脉从上下也。

损脉之为病，奈何？然：一损，损于皮毛，皮聚而毛落；二损，损于血脉，血脉虚少，不能荣于五脏六腑也；三损，损于肌肉，肌肉消瘦，食饮不为肌肤；四损，损于筋，筋缓不能自收持；五损，损于骨，骨痿不能起于床。反此者，至之为病也。从上下者，骨痿不能起于床者死；从下上者，皮聚而毛落者死。

治损之法奈何？然：损其肺者，益其气；损其心者，调其荣卫；损其脾者，调其饮食，适其寒温；损其肝者，缓其中；损其肾者，益其精气。

此治损之法也。

脉有一呼再至，一吸再至；一呼三至，一吸三至；一呼四至，一吸四至；一呼五至，一吸五至；一呼六至，一吸六至；一呼一至，一吸一至；再呼一至，再吸一至；呼吸再至。脉来如此，何以别知其病也？

然：脉来一呼再至，一吸再至，不大不小，曰平。一呼三至，一吸三至，为适得病。前大后小，即头痛目眩；前小后大，即胸满短气。一呼四至，一吸四至，病适欲甚。脉洪大者，苦烦满；沉细者，腹中痛；滑者，伤热；涩者，中雾露。一呼五至，一吸五至，其人当困。沉细即夜加，浮大即昼加；不大小，虽困，可治；其有大小者，为难治。一呼六至，一吸六至，为十死脉也。沉细夜死，浮大昼死。一呼一至，一吸一至，名曰损。人虽能行，犹当着床，所以然者，血气皆不足故也。再呼一至，再吸一至，名曰无魂。无魂者，当死也，人虽能行，名曰行尸。

扁鹊曰：脉一出一入，曰平；再出一入，少阴；三出一入，太阴；四出一入，厥阴；再入一出，少阳；三入一出，阳明；四入一出，太阳。脉出者为阳，入者为阴。故人一呼而脉再动，气行三寸；一吸而脉再动，气行三寸；呼吸定息，脉五动；一呼一吸为一息，气行六寸；人十息，脉五十动，气行六尺；二十息，脉百动，为一备之气，以应四时。

天有三百六十五日，人有三百六十五节。昼夜漏下水百刻，一备之气，脉行丈二尺，一日一夜行于十二辰，气行尽则周遍于身，与天道相合，故曰平。平者，无病也，一阴一阳是也。脉再动为一至，再至而紧即夺气。一刻百三十五息，十刻千三百五十息，百刻万三千五百息，二刻为一度，一度气行一周身，昼夜五十度。

脉三至者离经。一呼而脉三动，气行四寸半；人一息，脉七动，气行九寸；十息，脉七十动，气行九尺；一备之气，脉百四十动，气行一丈八尺；一周于身，气过百八十度，故曰离经。离经者病，一阴二阳是也。三至而紧则夺血。

脉四至则夺精。一呼而脉四动，气行六寸；人一息，脉九动，气行尺二寸；人十息，脉九十动，气行一丈二尺；一备之气，脉百八十动，气行二丈四尺；一周于身，气过三百六十度；再遍于身，不及五节，一时之气而重至。诸脉浮涩者，五脏无精，难治，一阴三阳是也。四至而紧则夺形。

脉五至者死。一呼而脉五动，气行六寸半；人一息，脉十一动，气行尺三寸；人十息，脉百一十动，气行丈三尺；一备之气，脉二百二十动，气行二丈六尺；一周于身三百六十五节，气行过五百四十度；再周于身，过百七十度，一节之气而至此。此气浮涩，经行血气竭尽，不守于中，五脏痿，精神散亡。脉五至而紧则死，三阴三阳是也，虽五犹末，如之何也。

脉一损一乘者，人一呼而脉一动，人一息而脉再动，气行三寸；十息，脉二十动，气行三尺；一备之气，脉四十动，气行六尺，不及周身百八十节。气短不能周遍于身，苦少气，身体懈堕矣。

脉再损者，人一息而脉一动，气行一寸五分；人十息，脉十动，气行尺五寸；一备之气，脉二十动，气行三尺，不及周身二百节。疑气血尽，经中不能及，故曰离经。血去不在其处，小大便皆血也。

脉三损者，人一息复一呼，而脉一动；十息，脉七动，气行尺五寸；一备之气，脉十四动，气行三尺一寸，不及周身二百九十七节，故曰争，气行血留，不能相与俱微。气闭实，实则胸满脏枯而争于中，其气不朝，血凝于中，死矣。

脉四损者，再息而脉一动；人十息，脉五动，气行七寸半；一备之气，脉十动，气行尺五寸，不及周身三百一十五节，故曰亡血。亡血者，亡失其度，身羸疲，皮裹骨，故气血俱尽，五脏失神，其死明矣。

脉五损者，人再息复一呼，而脉一动；人十息，脉四动，气行六寸；一备之气，脉八动，气行尺二寸，不及周身三百二十四节，故曰绝。绝者，气急，不下床，口气寒，脉俱绝，死矣。

岐伯曰：脉失四时者为至启，至启者，为损至之脉也。损之为言，少阴主骨为重，此志损也；饮食衰减，肌肉消者，是意损也；身安卧，卧不便利，耳目不明，是魂损也；呼吸不相通，五色不华，是魄损也；四肢皆见脉为乱，是神损也。大损三十岁，中损二十岁，下损十岁，损各以春夏秋冬。

平人，人长脉短者，是大损，三十岁；人短脉长者，是中损，二十岁；手足皆细，是下损，十岁；失精气者，一岁而损；男子左脉短，右脉长，是为阳损，半岁；女子右脉短，左脉长，是为阴损，半岁。

春，脉当得肝脉，反得脾肺之脉，损；夏，脉当得心脉，反得肾肺之脉，损；秋，脉当得肺脉，反得肝心之脉，损；冬，脉当得肾脉，反得心脾之脉，损。

卷四

当审切寸口之脉，知绝不绝。前后去为绝。掌上相击，坚如弹石，为上脉虚尽，下脉尚有，是为有胃气。上下脉皆尽者死，不绝不消者皆生。是损脉也。

至之为言，言语音深远，视愦愦，是志之至也；身体粗大，饮食暴多，是意之至也；语言妄见，手足相引，是魂之至也；茏葱华色，是魄之至也；脉微小，不相应，呼吸自大，是神之至也。是至脉之法也。死生相应，病各得其气者生，十得其半也。黄帝曰：善。

诊脉动止投数疏数死期年月第六

脉一动一止，二日死。二动一止，三日死。三动一止，四日死，或五日死。四动一止，六日死。五动一止，五日死，或七日死。六动一止，八日死。七动一止，九日死。八动一止，十日死。九动一止，九日死（又云：十一日死）。

十动一止，立夏死。十一动一止，夏至死。十二、十三动一止，立秋死。十四、十五动一止，立冬死。

二十动一止，一岁死，若立秋死。二十一动一止，二岁死。二十五动一止，立冬死。三十动一止，二岁若三岁死。三十五动一止，三岁死。四十动一止，四岁死。五十动一止，五岁死。不满五十动一止，五岁死。

脉来五十投而不止者，五脏皆受气，即无病。脉来四十投而一止者，一脏无气，却后四岁，春草生而死。脉来三十投而一止者，二脏无气，却后三岁，麦熟而死。脉来二十投而一止者，三脏无气，却后二岁，桑椹赤而死。脉来十投而一止者，四脏无气，岁中死；得节不动，出清明日死；远不出谷雨，死矣。脉来五动而一止者，五脏无气，却后五日而死。

脉一来而久住者，宿病在心，主中治。脉二来而久住者，病在肝，枝中治。脉三来而久住者，病在脾，下中治。脉四来而久住者，病在肾，间中治。脉五来而久住者，病在肺，支中治。五脉病，虚赢人得此者死，所以然者，药不得而治，针不得而及。盛人可治，气全故也。

诊百病死生决第七

诊伤寒热盛，脉浮大者生，沉小者死。伤寒已得汗，脉沉小者生，浮大者死。

温病，三四日以下，不得汗，脉大疾者生，脉细小难得者，死不治。温病，穰穰大热，其脉细小者死。温病下利，腹中痛甚者，死不治。温病，汗不出，出不至足者死。厥逆汗出，脉坚强急者生，虚缓者死。温病二三日，身体热，腹满头痛，食饮如故，脉直而疾者，八日死；四五日，头痛，腹痛而吐，脉来细强，十二日死；八九日，头不疼，身不痛，目不赤，色不变，而反利，脉来牒牒，按之不弹手，时大，心下坚，十七日死。

热病七八日，脉不软不散者，当喑；喑后三日，温汗不出者死。热病七八日，其脉微细，小便不利，加暴口燥，脉代，舌焦干黑者死。热病未得汗，脉盛躁疾，得汗者生，不得汗者难瘥。热病已得汗，脉静安者生，脉躁者难治。热病已得汗，常大热不去者，亦死。热病已得汗，热未去，脉微躁者，慎不得刺治。热病，发热，热甚者，其脉阴阳皆竭，慎勿刺；不汗出，必下利。

诊人被风，不仁，痿蹶，其脉虚者生，坚急疾者死。

诊癫病，虚则可治，实则死。癫疾，脉实坚者生，脉沉细小者死。癫疾，脉抟大滑者，久久自已；其脉沉小急实，不可治；小坚急，亦不可疗。

诊头痛目痛，久视无所见者死。

诊人心腹积聚，其脉坚强急者生，虚弱者死。又，实强者生，沉者死。其脉大，腹大胀，四肢逆冷，其人脉形长者死。腹胀满，便血，脉大时绝，极下血，脉小疾者死。

心腹痛，痛不得息，脉细小迟者生，坚大疾者死。

肠澼便血，身热则死，寒则生。肠澼下白沫，脉沉则生，浮则死。肠澼，下脓血，脉悬绝则死，滑大则生。肠澼之属，身热，脉不悬绝，滑大者生，悬涩者死，以脏期之。肠澼，下脓血，脉沉小流连者生，数疾且大，有热者死。肠澼，筋挛，其脉小细安静者生，浮大紧者死。洞泄，食不化，不得留，下脓血，脉微小迟者生，紧急者死。泄注，脉缓，时小结者生，浮大数者死。

蜃蚀阴肛，其脉虚小者生，紧急者死。

咳嗽，脉沉紧者死，浮直者生，浮软者生，小沉伏匿者死。咳嗽，羸瘦，脉形坚大者死。咳嗽，脱形，发热，脉小坚急者，死；肌瘦不脱形，热不去者死。咳而呕，腹胀且泄，其脉弦急欲绝者死。

吐血、衄血，脉滑小弱者生，实大者死。汗出若衄，其脉小滑者生，大躁者死。唾血，脉紧强者死，滑者生。

吐血而咳，上气，其脉数，有热，不得卧者死。上气，脉数者死，谓其形损故也。上气，喘息低昂，其脉滑，手足温者生；脉涩，四肢寒者死。上气，面浮肿，肩息，其脉大，不可治；加利，必死。上气，注液，其脉虚宁宁伏匿者生，坚强者死。寒气上攻，脉实而顺滑者生，实而逆涩则死。

消瘅，脉实大，病久可治；脉悬小坚急，病久不可治。消渴，脉数大者生，细小浮短者死。消渴，脉沉小者生，实坚大者死。

水病，脉洪大者可治，微细者不可治。水病胀闭，其脉浮大软者生，沉细虚小者死。水病，腹大如鼓，脉实者生，虚者死。

卒中恶，吐血数升，脉沉数细者死，浮大疾快者生。卒中恶，腹大，四肢满，脉大而缓者生，紧大而浮者死，紧细而微者亦生。

病疮，腰脊强急，瘈疭者，皆不可治。寒热，瘈疭，其脉代绝者死。

金疮，血出太多，其脉虚细者生，数实大者死。金疮出血，脉沉小者生，浮大者死。斫疮，出血一二石，脉来大，二十日死。斫刺俱有，病多，少血，出不自止断者，其脉止，脉来大者七日死，滑细者生。从高顿仆，内有血，腹胀满，其脉坚强者生，小弱者死。

人为百药所中伤，脉浮涩而疾者生，微细者死，洪大而迟者生。人病甚而脉不调者，难瘥。人病甚而脉洪者，易瘥。人内外俱虚，身体冷而汗出，微呕而烦扰，手足厥逆，体不得安静者死。

脉实满，手足寒，头热，春秋生，冬夏死。老人脉微，阳羸阴强者生，脉焱大加息者死。阴弱阳强，脉至而代，奇月而死。

尺脉涩而坚，为血实气虚也，其发病腹痛，逆满，气上行，此为妇人胞中绝伤，有恶血，久成结瘕。得病以冬时，黍穄赤而死。

尺脉细而微者，血气俱不足，细而来有力者，是谷气不充，病得节辄动，枣叶生而死。此病秋时得之。

左手寸口脉偏动，乍大乍小不齐，从寸口至关，关至尺，三部之位，处处动摇，各异不同，其人病，仲夏得之此脉，桃花落而死。

右手寸口脉偏沉伏，乍小乍大，朝来浮大，暮夜沉伏，（浮大即太过，上出鱼际；沉伏即下不至关中）往来无常，时时复来者，榆叶枯落而死。

右手尺部脉三十动一止，有顷更还，二十动一止，乍动乍疏，连连相因，不与息数相应，其人虽食谷，犹不愈，蘩草生而死。

左手尺部脉四十动而一止，止而复来，来逆如循直木，如循张弓弦绲绲然，如两人共引一索，至立冬死。

诊三部脉虚实决死生第八

三部脉调而和者，生。三部脉废者，死。

三部脉虚，其人长病得之，死。虚而涩，长病亦死，虚而滑亦死，虚而缓亦死。虚而弦急，癫病亦死。

三部脉实而大，长病得之，死。实而滑，长病得之，生；卒病得之，死。实而缓亦生，实而紧亦生。实而紧急，癫痫可治。

三部脉强，非称其人病，便死。

三部脉羸，非其人得之，死。

三部脉粗，长病得之，死；卒病得之，生。

三部脉细而软，长病得之，生；细而数亦生，微而紧亦生。

三部脉大而数，长病得之，生；卒病得之，死。

三部脉微而伏，长病得之，死。

三部脉软，长病得之，不治，自愈；治之，死。卒病得之，生。

三部脉浮而结，长病得之，死；浮而滑，长病亦死。浮而数，长病风得之，生；卒病得之，死。

三部脉芤，长病得之，生；卒病得之，死。

三部脉弦而数，长病得之，生；卒病得之，死。

三部脉革，长病得之，死；卒病得之，生。

三部脉坚而数，如银钗股，蛊毒病，必死；数而软，蛊毒病得之，生。

三部脉濈濈如羹上肥，长病得之，死；卒病得之，生。

三部脉连连如蜘蛛丝，长病得之，死；卒病得之，生。

三部脉如霹雳，长病得之，死。三十日死。

三部脉如弓弦，长病得之，死。

三部脉累累如贯珠，长病得之，死。

三部脉如水淹然流，长病不治自愈，治之反死。

三部脉如屋漏，长病十日死。

三部脉如雀啄，长病七日死。

三部脉如釜中汤沸，朝得暮死；夜半得，日中死；日中得，夜半死。

三部脉急，切腹间，病又婉转腹痛，针上下瘥。

卷
五

张仲景论脉第一

脉有三部，阴阳相乘。荣卫气血，在人体躬。呼吸出入，上下于中。因息游布，津液流通。随时动作，效象形容。春弦秋浮，冬沉夏洪。察色观脉，大小不同。一时之间，变无经常。尺寸参差，或短或长。上下乖错，或存或亡。病辄改易，进退低昂。心迷意惑，动失纪纲。愿为缕陈，令得分明。

师曰：子之所问，道之根源。脉有三部，尺寸及关。荣卫流行，不失衡铨。肾沉心洪，肺浮肝弦。此自经常，不失铢分。出入升降，漏刻周旋。水下二刻，脉一周身。旋复寸口，虚实见焉。变化相乘，阴阳相干。风则浮虚，寒则紧弦。沉潜水蓄，支饮急弦。动弦为痛，数洪热烦。设有不应，知变所缘。三部不同，病各异端。太过可怪，不及亦然。邪不空见，终必有奸。审察表里，三焦别分。知邪所舍，消息诊看。料度腑脏，独见若神。为子条记，传与贤人。

扁鹊阴阳脉法第二

脉，平旦曰太阳，日中曰阳明，晡时曰少阳，黄昏曰少阴，夜半曰太阴，鸡鸣曰厥阴，是三阴三阳时也。

少阳之脉，乍小乍大，乍长乍短，动摇六分。王十一月甲子夜半，正月、二月甲子王。

太阳之脉，洪大以长，其来浮于筋上，动摇九分。三月、四月甲子王。

阳明之脉，浮大以短，动摇三分，大前小后，状如科斗，其至跳。五月、六月甲子王。

少阴之脉，紧细以微，动摇六分。王五月甲子日中，七月、八月甲子王。

太阴之脉，紧细以长，乘于筋上，动摇九分。九月、十月甲子王。

厥阴之脉，沉短以紧，动摇三分。十一月、十二月甲子王。

厥阴之脉，急弦，动摇至六分以上。病寒，少腹痛引腰，形喘者死，脉缓者可治。刺足厥阴入五分。

少阳之脉，乍短乍长，乍大乍小，动摇至六分以上。病头痛，胁下满，呕可治，扰即死。刺两季肋端，足少阳也，入七分。

阳明之脉，洪大以浮，其来滑而跳，大前细后，状如科斗，动摇至三分以上。病眩头痛，腹满痛，呕可治，扰即死。刺脐上四寸、脐下三寸，各六分。

从二月至八月，阳脉在表；从八月至正月，阳脉在里。附阳脉强，附阴脉弱。至即惊，实则瘛疭。细而沉，不瘛疭即泄，泄即烦，烦即渴，渴即腹满，满即扰，扰即肠澼，澼即脉代，乍至，乍不至。大而沉即咳，咳即上气，上气甚则肩息，肩息甚则口舌血出，血出甚即鼻血出。

变出寸口，阴阳表里，以互相乘。如风有道，阴脉乘阳也。寸口中，前后溢者，行风。寸口中，外实内不满者，三风四温。寸口者，劳风。劳风者，大病亦发，快行汗出亦发。软风者，上下微微扶骨，是其诊也。表缓，腹内急者，软风也。猥雷实夹者，飘风。从阴趋阳者，风邪。一来调，一来速，鬼邪也。阴缓阳急者，表有风来入脏也。阴急者，风已抱阳入腹。

上逯逯，下宛宛，不能至阳，流饮也。上下血微，阴强者，为漏癖；阳强者，酒癖也。伛偻不过，微反阳，澹浆也。阴扶骨绝者，从寸口前顿趣于阴，汗水也。来调四布者，欲病水也。

阴脉不偷，阳脉伤，复少津。寸口中，后大前兑，至阳而实者，癖食。小过阳一分者，七日癖；二分者，十日癖；三分者，十五日癖；四分者，二十日癖；四分中伏不过者，半岁癖。敦敦不至胃阴一分，饮饵癖也；外勾者，久癖也；内卷者，十日以还。外强内弱者，裹大核也；并浮而弦者，汁核。并浮紧而数，如沉，病暑食粥。有内紧而伏，麦饭若饼。寸口脉倚阳，紧细以微，瓜菜皮也；若倚如紧，荠藏菜也。赜赜无数，生肉癖也；附阳者，灸肉癖也。小倚生，浮大如故，生麦豆也。

扁鹊脉法第三

扁鹊曰：人一息，脉二至，谓平脉，体形无苦。人一息，脉三至，谓病脉。一息四至谓痹者，脱脉气，其眼睛青者死。人一息，脉五至以上，死不可治也。都息病，脉来动，取极五至，病有六七至也。

扁鹊曰：平和之气，不缓不急，不滑不涩，不存不亡，不短不长，不俯不仰，不从不横，此谓平脉。肾受如此，身无苦也。

扁鹊曰：脉气弦急，病在肝。少食多厌，里急多言，头眩目痛，腹满筋挛，癫疾上气，少腹积坚，时时唾血，咽喉中干。相病之法，视色听声，观病之所在；候脉要诀，岂不微乎？脉浮如数，无热者，风也；若浮如数，而有热者，气也。脉洪大者，又两乳房动，脉复数，加有寒热，此伤寒病也。若赢长病，如脉浮溢寸口，复有微热，此痉气病也。如复咳，又多热，乍剧乍瘥，难治也；又疗无剧者，易瘥；不咳者，易治也。

扁鹊华佗察声色要诀第四

病人五脏已夺，神明不守，声嘶者，死。病人循衣缝，谵言者，不可治。病人阴阳俱绝，掣衣撮空，妄言者，死。病人妄语错乱及不能语者，不治；热病者，可治。病人阴阳俱绝，失音不能言者，三日半死。

病人两目眦有黄色起者，其病方愈。病人面黄目青者，不死；青如草兹，死。病人面黄目赤者，不死；赤如衃血，死。病人面黄目白者，不死；白如枯骨，死。病人面黄目黑者，不死；黑如炱，死。病人面目俱等者，不死。病人面黑目青者，不死。病人面青目白者，死。病人面黑目白者，不死。病人面赤目青者，六日死。病人面黄目青者，九日必死，是谓乱经。饮酒当风，邪入胃经，胆气妄泄，目则为青，虽有天救，不可复生。病人面赤目白者，十日死。忧恚思虑，心气内索，面色反好，急求棺椁。病人面白目黑者，死。此谓荣华已去，血脉空索。病人面黑目白者，八日死。肾气内伤，病因留积。病人面青目黄者，五日死。病人着床，心痛短气，脾竭内伤，百日复愈，能起傍徨，因坐于地，其亡倚床。能治此者，可谓神良。

病人面无精光，若土色，不受饮食者，四日死。病人目无精光及牙齿黑色者，不治。病人耳目鼻口有黑色起，入于口者，必死。病人耳目及颧颊赤者，死在五日中。

病人黑色出于额，上发际，下直鼻脊、两颧上者，亦死在五日中。病人黑气出天中，下至年上、颧上者，死。病人及健人黑色若白色起，入目及鼻口，死在三日中。病人及健人面忽如马肝色，望之如青，近之如黑者，死。病人面黑，目直视，恶风者，死。病人面黑，唇青者，死。病人面青，唇黑者，死。病人面黑，两胁下满，不能自转反者，死。

病人目回回直视，肩息者，一日死。病人头目久痛，卒视无所见者，死。病人阴结阳绝，目精脱，恍惚者，死。病人阴阳绝竭，目眶陷者，死。病人眉系倾者，七日死。

病人口如鱼口，不能复闭，而气出多不反者，死。病人口张者，三日死。

病人唇青，人中反，三日死。病人唇反，人中满者，死。病人唇口忽干者，不治。病人唇肿齿焦者，死。

病人阴阳俱竭，其齿如熟小豆，其脉快者，死。病人齿忽变黑者，十三日死。

病人舌卷卵缩者，必死。病人汗出不流，舌卷黑者，死。

病人发直者，十五日死。病人发如干麻，善怒者，死。病人发与眉冲起者，死。

病人爪甲青者，死。病人爪甲白者，不活。病人手足爪甲下肉黑者，八日死。

病人荣卫竭绝，面浮肿者，死。病人卒肿，其面苍黑者，死。

病人手掌肿，无纹者，死。病人脐肿，反出者，死。病人阴囊、茎俱肿者，死。

病人脉绝，口张足肿，五日死。

病人足趺肿，呕吐头重者，死。病人足趺上肿，两膝大如斗者，十日死。

病人卧，遗屎不觉者，死。病人尸臭者，不可治。

肝病皮黑，肺之日庚辛死。心病目黑，肾之日壬癸死。脾病唇青，肝之日甲乙死。肺病颊赤目肿，心之日丙丁死。肾病面肿唇黄，脾之日戊己死。

青欲如苍璧之泽，不欲如蓝。赤欲如帛裹朱，不欲如赭。白欲如鹅羽，不欲如盐。黑欲重漆，不欲如炭。黄欲如罗裹雄黄，不欲如黄土。

目色赤者病在心，白在肺，黑在肾，黄在脾，青在肝。黄色不可名者，病胸中。

诊目病，赤脉从上下者，太阳病也；从下上者，阳明病也；从外入内者，少阳病也。

诊寒热瘰疬，目中有赤脉，从上下至瞳子，见一脉，一岁死；见一脉半，一岁半死；见二脉，二岁死；见二脉半，二岁半死；见三脉，三岁死。

诊龋齿痛，按其阳明之脉，来有过者独热，在右右热，在左左热，在上上热，在下下热。

诊血者脉，多赤多热，多青多痛，多黑为久痹，多赤、多黑、多青皆见者，寒热身痛。

面色微黄，齿垢黄，爪甲上黄，黄疸也。安卧，少黄赤，脉小而涩者，不嗜食。

扁鹊诊诸反逆死脉要诀第五

扁鹊曰：夫相死脉之气，如群鸟之聚，一马之驭，系水交驰之状，如悬石之落。出筋之上，藏筋之下，坚关之里，不在荣卫，伺候交射，不可知也。脉病，人不病，脉来如屋漏、雀啄者，死。

又，经言：得病七八日，脉如屋漏、雀啄者，死。脉来如弹石，去如解索者，死。脉困，病人脉如虾之游，如鱼之翔者，死。脉如悬薄、卷索者，死。脉如转豆者，死。脉如偃刀者，死。脉涌涌不去者，死。脉忽去忽来，暂止复来者，死。脉中侈者，死。脉分绝者，死。

脉有表无里者，死。经名曰结，去即死。何谓结？脉在指下如麻子动摇，属肾，名曰结，去死近也。

脉五来一止，不复增减者，死。经名曰代。何谓代？脉五来一止也。脉七来是人一息，半时不复增减，亦名曰代，正死不疑。

经言：病或有死，或有不治自愈，或有连年月而不已，其死生存亡，可切脉而知之耶？然：可具知也。设病者若闭目不欲见人者，脉当得肝脉弦急而长，反得肺脉浮短而涩者，死也。病若开目而渴，心下牢者，脉当得紧实而数，反得沉滑而微者，死。病若吐血，复鼽衄者，脉当得沉细，而反浮大牢者，死。病若谵言妄语，身当有热，脉当洪大，而反手足四逆，脉反沉细微者，死。病若大腹而泄，脉当微细而涩，反得紧大而滑者，死。此之谓也。

经言：形脉与病相反者死，奈何？然：病若头痛目痛，脉反短涩者，死。病若腹痛，脉反浮大而长者，死。病若腹满而喘，脉反滑利而沉者，死。病若四肢厥逆，脉反浮大而短者，死。病若耳聋，脉反浮大而涩者，死。病若目睆睆，脉反大而缓者，死。左有病而右痛，右有病而左痛，下有病而上痛，上有病而下痛，此为逆。逆者死，不可治。

脉来沉之绝濡，浮之不止推手者，半月死。脉来微细而绝者，人病当死。人病，脉不病者，生；脉病，人不病者，死。人病尸厥，呼之不应，脉绝者，死。脉当大，反小者，死。

肥人脉细小如丝欲绝者，死。嬴人得躁脉者，死。人身涩而脉来往滑者，死。人身滑而脉来往涩者，死。人身小而脉来往大者，死。人身短而脉来往长者，死。人身长而脉来往短者，死。人身大而脉来往小者，死。尺脉不应寸，时如驰，半日死。

肝脾俱至，则谷不化，肝多即死。肺肝俱至，则痈疽，四肢重，肺多即死。心肺俱至，则痹，消渴，懈怠，心多即死。肾心俱至，则难以言，九窍不通，四肢不举，肾多即死。脾肾俱至，则五脏败坏，脾多即死。肝心俱至，则热甚，瘈疭，汗不出，妄见邪。肝肾俱至，则疝瘕，少腹痛，妇人月使不来。

肝满、肾满、肺满皆实，则为肿。肺之雍，喘而两胠满。肝雍，两胠满，卧则惊，不得小便。肾雍，胠下至少腹满，胫有大小，髀胻大跛，易偏枯。

心脉满大，痫瘈筋挛。肝脉小急，痫瘈筋挛。肝脉骛暴，有所惊骇，脉不至若喑，不治自已。肾脉小急，肝脉小急，心脉小急，不鼓，皆为瘕。

肾肝并沉，为石水；并浮，为风水；并虚，为死；并小弦，欲惊。肾脉大急沉，肝脉大急沉，皆为疝。心脉搏滑急，为心疝；肺脉沉搏，为肺疝。

脾脉外鼓，沉为肠澼，久自已。肝脉小缓，为肠澼，易治。肾脉小搏沉，为肠澼下血，血温身热者，死。心肝澼亦下血，二脏同病者，可治；其脉小沉涩者，为肠澼，其身热者死，热见七日死。

胃脉沉鼓涩，胃外鼓大，心脉小紧急，皆膈偏枯，男子发左，女子发右，不喑舌转，可治，三十日起；其顺者喑，三岁起；年不满二十者，三岁死。

脉至而搏，血衄，身有热者，死。脉来如悬钩浮，为热。脉至如喘，名曰气厥。气厥者，不知与人言。脉至如数，使人暴惊，三四日自已。脉至浮合，浮合如数，一息十至、十至以上，是为经气予不足也，微见，九十日死。

脉至如火新燃，是心精之予夺也，草干而死。脉至如散叶，是肝气予虚也，木叶落而死。脉至如省客，（省客者，脉塞而鼓）是肾气予不足也，悬去枣华而死。脉至如泥丸，是胃精予不足也，榆荚落而死。脉至如横格，是胆气予不足也，禾熟而死。脉至如弦缕，是胞精予不足也，病善言，下霜而死；不言，可治。脉至如交漆，（交漆者，左右旁至也）微见四十日死。脉至如涌泉，浮鼓肌中，是大肠气予不足也，少气，味韭英而死。脉至如委土之状，按之不得，是肌气予不足也，五色先见黑，白垒发死。脉至如悬雍，（悬雍者，浮揣切之益大）是十二俞之予不足也，水凝而死。脉至如偃刀，（偃刀者，浮之小急也，按之坚大急）五脏菀熟，寒热独并于肾也，如此其人不得坐，立春而死。脉至如丸滑不直手，（不直手者，按之不可得也）是大肠气予不足也，枣叶生而死。脉至如春者，令人善恐，不欲坐卧，行立常听，是小肠气予不足也，季秋而死。

问曰：尝以春二月中，脉一病人，其脉反沉，师记言"到秋当死"，其病反愈；到七月复病，因往脉之，其脉续沉，复记言"至冬死"。问曰：二月中得沉脉，何以故处之至秋死也？师曰：二月之时，其脉自当濡弱而弦，得沉脉，到秋自沉，脉见浮即死，故知到秋当死也。七月之时，脉复得沉，何以处之至冬当死？师曰：沉脉属肾，真脏脉也，非时妄见。经言：王相因死。冬脉本王脉，不再见，故知至冬当死也。然后至冬复病，王以冬至日死，故知为谛。华佗效此。

卷六

肝足厥阴经病证第一

肝气虚则恐，实则怒。肝气虚，则梦见园苑生草；得其时，则梦伏树下不敢起。肝气盛，则梦怒；厥气客于肝，则梦山林树木。

病在肝，平旦慧，下晡甚，夜半静。

病先发于肝者，头目眩，胁痛支满；一日之脾，闭塞不通，身痛体重；二日之胃，而腹胀；三日之肾，少腹腰脊痛，胫酸；十日不已，死。冬日入，夏早食。

肝脉搏坚而长，色不青，当病坠堕若搏，因血在胁下，令人喘逆；若软而散，其色泽者，当病溢饮。溢饮者，渴暴多饮，而溢入肌皮肠胃之外也。

肝脉沉之而急，浮之亦然，苦胁下痛，有气支满，引少腹而痛，时小便难，苦目眩头痛，腰背痛，足为逆寒，时癃，女人月使不来，时亡时有，得之少时有所坠堕。

青脉之至也，长而左右弹，诊曰有积气在心下，支胠，名曰肝痹。得之寒湿，与疝同法，腰痛，足清，头痛。

肝中风者，头目瞤，两胁痛，行常伛，令人嗜甘，如阻妇状。

肝中寒者，其人洗洗恶寒，翕翕发热，面翕然赤，漐漐有汗，胸中烦热。

肝中寒者，其人两臂不举，舌本燥，善太息，胸中痛，不得转侧，时盗汗，咳，食已吐其汁。

肝主胸中，喘，怒骂，其脉沉，胸中必窒，欲令人推按之，有热，鼻窒。

凡有所坠堕，恶血留内，若有所大怒，气上而不能下，积于左胁下，则伤肝。肝伤者，其人脱肉，又卧，口欲得张，时时手足青，目瞑，瞳仁痛。此为肝脏伤所致也。

肝胀者，胁下满而痛引少腹。

肝水者，其人腹大，不能自转侧，而胁下腹中痛，时时津液微生，小便续通。

肺乘肝，即为痈肿；心乘肝，必吐利。

肝着者，其病人常欲蹈其胸上，先未苦时，但欲饮热。

肝之积，名曰肥气，在左胁下，如覆杯，有头足，如龟鳖状。久久不愈，发咳逆，痎疟，连岁月不已。以季夏戊己日得之，何也？肺病传肝，肝当传脾，脾适以季夏王，王者不受邪，肝复欲还肺，肺不肯受，因留结为积，故知肥气以季夏得之。

肝病，其色青，手足拘急，胁下苦满，或时眩冒，其脉弦长，此为可治。宜服防风竹沥汤、秦艽散。春当刺大敦，夏刺行间，冬刺曲泉，皆补之；季夏刺太冲，秋刺中郄，皆泻之。又当灸期门百壮，背第九椎五十壮。

肝病者，必两胁下痛引少腹，令人善怒，虚则目𥉉𥉉无所见，耳无所闻，善恐，如人将捕之。若欲治之，当取其经。

足厥阴与少阳气逆，则头目痛，耳聋不聪，颊肿，取血者。邪在肝，则两胁中痛，寒中。恶血在内，善瘈疭，节时肿。取之行间以引胁下，补三里以温胃中，取血脉以散恶血，取耳间青脉以去其瘈疭。

足厥阴之脉，起于大指聚毛之际，上循足跗上廉，去内踝一寸，上踝八寸，交出太阴之后，上腘内廉，循股，入阴毛中，环阴器，抵少腹，挟胃，属肝，络胆，上贯膈，布胁肋，循喉咙之后，上入颃颡，连目系，上出额，与督脉会于巅。其支者，从目系下颊里，环唇内。其支者，复从肝别，贯膈，上注肺中。是动则病腰痛，不可以俯仰，丈夫㿉疝，妇人少腹肿，甚则嗌干，面尘脱色。是主肝所生病者，胸满，呕逆，洞泄，狐疝，遗溺，闭癃。盛者，则寸口大一倍于人迎；虚者，则寸口反小于人迎。

足厥阴之别，名曰蠡沟，去内踝上五寸，别走少阳。其别者，循经上睾，结于茎。其病气逆，则睾肿卒疝，实则挺长，热虚则暴痒。取之所别。

肝病，胸满胁胀，善恚怒叫呼，身体有热而复恶寒，四肢不举，面目白，身体滑。其脉当弦长而急，今反短涩，其色当青而反白者，此是金之克木，为大逆，十死不治。

胆足少阳经病证第二

  胆病者，善太息，口苦，呕宿汁，心澹澹恐，如人将捕之，嗌中介介然，数唾。候在足少阳之本末，亦见其脉之陷下者，灸之；其寒热，刺阳陵泉。

  善呕，有苦汁，长太息，心中澹澹，善悲恐，如人将捕之。邪在胆，逆在胃，胆液则口苦，胃气逆则呕苦汁，故曰呕胆。刺三里，以下胃气逆；刺足少阳血络，以闭胆；却调其虚实，以去其邪也。

  胆胀者，胁下痛胀，口苦，太息。

  厥气客于胆，则梦斗讼。

  足少阳之脉，起于目兑眦，上抵头角，下耳后，循颈，行手少阳之脉前，至肩上，却交手少阳之后，入缺盆。其支者，从耳后入耳中，出走耳前，至目兑眦后。其支者，别目兑眦，下大迎，合手少阳于𩕳，下加颊车，下颈，合缺盆，以下胸中，贯膈，络肝，属胆，循胁里，出气街，绕毛际，横入髀厌中。其直者，从缺盆下腋，循胸中，过季胁，下合髀厌中，以下循髀阳，出膝外廉，下外辅骨之前，直下，抵绝骨之端，下出外踝之前，循足跗上，出小指次指之端。其支者，跗上入大指之间，循大指歧内，出其端，还贯入爪甲，出三毛。是动则病口苦，善太息，心胁痛，不能反侧，甚则面微尘，体无膏泽，足外反热，是为阳厥。是主骨所生病者，头痛，角颔痛，目兑眦痛，缺盆中肿痛，腋下肿，马刀侠瘿，汗出，振寒，疟，胸中、胁肋、髀膝外至胻、绝骨、外踝前及诸节皆痛，小指次指不用。盛者，则人迎大一倍于寸口；虚者，则人迎反小于寸口也。

心手少阴经病证第三

  心气虚则悲不已，实则笑不休。心气虚，则梦救火伤物；得其时，则梦燔灼。心气盛，则梦喜笑及恐畏；厥气客于心，则梦丘山烟火。

病在心，日中慧，夜半甚，平旦静。

病先发于心者，心痛；一日之肺，喘咳；三日之肝，胁痛支满；五日之脾，闭塞不通，身痛体重；五日不已，死。冬夜半，夏日中。

心脉搏坚而长，当病舌卷不能言；其软而散者，当病消渴，自已。

心脉沉之小而紧，浮之不喘，苦心下聚气而痛，食不下，喜咽唾，时手足热，烦满，时忘，不乐，喜太息，得之忧思。

赤脉之至也，喘而坚，诊曰有积气在中，时害于食，名曰心痹。得之外疾，思虑而心虚，故邪从之。

心脉急，名曰心疝，少腹当有形。其以心为牡脏，小肠为之使，故少腹当有形。

邪哭使魂魄不安者，血气少也。血气少者，属于心。心气虚者，其人即畏，合目欲眠，梦远行，而精神离散，魂魄妄行。阴气衰者即为癫，阳气衰者即为狂。五脏者，魂魄之宅舍，精神之所依托也。魂魄飞扬者，其五脏空虚也，即邪神居之，神灵所使，鬼而下之。脉短而微，其脏不足，则魂魄不安。魂属于肝，魄属于肺。肺主津液，即为涕泣；肺气衰者，即为泣出。肝气衰者，魂则不安。肝主善怒，其声呼。

心中风者，翕翕发热，不能起，心中饥而欲食，食则呕。

心中寒者，其人病心如啖蒜状，剧者心痛彻背，背痛彻心，如虫注。其脉浮者，自吐乃愈。

愁忧思虑则伤心，心伤则苦惊，喜忘，善怒。心伤者，其人劳倦即头面赤而下重，心中痛彻背，自发烦热，当脐跳手，其脉弦，此为心脏伤所致也。

心胀者，烦心，短气，卧不安。

心水者，其人身体重而少气，不得卧，烦而躁，其阴大肿。

肾乘心，必癃。

真心痛，手足清至节，心痛甚，旦发夕死，夕发旦死。

心腹痛，懊憹，发作肿聚，往来上下行，痛有休作，心腹中热，苦渴，涎出者，是蛔蛟也。以手聚而坚持之，毋令得移，以大针刺之，久持之，虫不动，乃出针。肠中有虫蛔蛟，皆不可取以小针。

心之积，名曰伏梁，起于脐上，上至心，大如臂。久久不愈，病烦心，心痛。以秋庚辛日得之，何也？肾病传心，心当传肺，肺适以秋王，王者不受邪，心复欲还肾，肾不肯受，因留结为积，故知伏梁以秋得之。

心病，其色赤，心痛短气，手掌烦热，或啼笑骂詈，悲思愁虑，面赤身热，其脉实大而数，此为可治。春当刺中冲，夏刺劳宫，季夏刺太陵，皆补之；秋刺间使，冬刺曲泽，皆泻之。又当灸巨阙五十壮，背第五椎百壮。

心病者，胸内痛，胁支满，两胁下痛，膺背肩甲间痛，两臂内痛。虚则胸腹大，胁下与腰背相引而痛。取其经手少阴、太阳，舌下血者。其变病，刺郄中血者。

邪在心，则病心痛，善悲，时眩仆，视有余不足，而调之其俞。

黄帝曰：手少阴之脉独无俞，何也？岐伯曰：少阴者心脉也，心者五脏六腑之大主也，心为帝王，精神之所舍，其脏坚固，邪不能客。客之则伤心，心伤则神去，神去则身死矣。故诸邪在于心者，皆在心之包络，包络者心主之脉也，故少阴无俞焉。少阴无俞，心不病乎？对曰：其外经腑病，脏不病，故独取其经于掌后兑骨之端也。

手心主之脉，起于胸中，出属心包，下膈，历络三焦。其支者，循胸，出胁，下腋三寸，上抵腋，下循臑内，行太阴、少阴之间，入肘中，下臂，行两筋之间，入掌中，循中指，出其端。其支者，别掌中，循小指次指，出其端。是动则病手心热，肘臂挛急，腋肿，甚则胸胁支满，心中澹澹大动，面赤目黄，善笑不休。是主脉所生病者，烦心，心痛，掌中热。盛者，则寸口大一倍于人迎；虚者，则寸口反小于人迎也。

手心主之别，名曰内关，去腕二寸，出于两筋间，循经以上，系于心包，络心系。气实则心痛，虚则为烦心，取之两筋间。

心病，烦闷，少气，大热，热上荡心，呕吐，咳逆，狂语，汗出如珠，身体厥冷。其脉当浮，今反沉濡而滑，其色当赤而反黑者，此是水之克火，为大逆，十死不治。

小肠手太阳经病证第四

小肠病者，少腹痛，腰脊控睾而痛，时窘之，复耳前热，若寒甚，独肩上热，及手小指次指之间热。若脉陷者，此其候也。

少腹控睾，引腰脊，上冲心，邪在小肠者，连睾系，属于脊，贯肝肺，络心系。气盛则厥逆，上冲肠胃，动肝肺，散于肓，结于厌。故取之肓原以散之，刺太阴以与之，取厥阴以下之，取巨虚下廉以去之，按其所过之经以调之。

小肠有寒，其人下重，便脓血，有热必痔。

小肠有宿食，常暮发热，明日复止。

小肠胀者，少腹䐜胀，引腹而痛。

厥气客于小肠，则梦聚邑街衢。

手太阳之脉，起之于小指之端，循手外侧，上腕，出踝中，直上，循臂骨下廉，出肘内侧两骨之间，上循臑外后廉，出肩解，绕肩甲，交肩上，入缺盆，向腋，络心，循咽，下膈，抵胃，属小肠。其支者，从缺盆循颈，上颊，至目兑眦，却入耳中。其支者，别颊，上𬺈，抵鼻，至目内眦，斜络于颧。是动则病嗌痛颔肿，不可以顾，肩似拔，臑似折。是主液所生病者，耳聋，目黄，颊颔肿，颈、肩、肘、臂外后廉痛。盛者，则人迎大再倍于寸口；虚者，则人迎反小于寸口也。

脾足太阴经病证第五

脾气虚，则四肢不用，五脏不安；实，则腹胀，泾溲不利。

脾气虚，则梦饮食不足；得其时，则梦筑垣盖屋。脾气盛，则梦歌乐，体重，手足不举；厥气客于脾，则梦丘陵大泽，坏屋风雨。

病在脾，日昳慧，平旦甚，日中持，下晡静。

病先发于脾，闭塞不通，身痛体重；一日之胃，而腹胀；二日之肾，少腹腰脊痛，胫酸；三日之膀胱，背膂筋痛，小便闭；十日不已，死。冬人定，夏晏食。

脾脉搏坚而长，其色黄，当病少气；其软而散，色不泽者，当病足胻肿，若水状。脾脉沉之而濡，浮之而虚，苦腹胀烦满，胃中有热，不嗜食，食而不化，大便难，四肢苦痹，时不仁，得之房内。月使不来，来而频并。

黄脉之至也，大而虚，有积气在腹中，有厥气，名曰厥疝。女子同法。得之疾使四肢，汗出当风。

寸口脉弦而滑，弦则为痛，滑则为实，痛即为急，实即为踊，痛踊相搏，即胸胁抢急；趺阳脉浮而涩，浮即胃气微，涩即脾气衰，微衰相搏，即呼吸不得。此为脾家失度。

寸口脉双紧，即为入，其气不出，无表有里，心下痞坚。趺阳脉微而涩，微即无胃气，涩即伤脾。寒在于膈，而反下之，寒积不消，胃微脾伤，谷气不行，食已自噫。寒在胸膈，上虚下实，谷气不通，为秘塞之病。

寸口脉缓而迟，缓则为阳，卫气长；迟则为阴，荣气促。荣卫俱和，刚柔相得，三焦相承，其气必强。趺阳脉滑而紧，滑即胃气实，紧即脾气伤，得食而不消者，此脾不治也。能食而腹不满，此为胃气有余。腹满而不能食，心下如饥，此为胃气不行，心气虚也。得食而满者，此为脾家不治。

脾中风者，翕翕发热，形如醉人，腹中烦重，皮肉𥆧𥆧而短气也。

凡有所击仆，若醉饱入房，汗出当风，则伤脾。脾伤则中气，阴阳离别，阳不从阴，故以三分候死生。

脾气弱，病利下白肠垢，大便坚，不能更衣，汗出不止，名曰脾气弱。或五液注下，青黄赤白黑。

病人鼻下平者，胃病也；微赤者，病发痈；微黑者，有热；青者，有寒；白者，不治。

唇黑者，胃先病，微燥而渴者可治，不渴者不可治。脐反出者，此为脾先落。

脾胀者，善哕，四肢急，体重不能衣。

脾水者，其人腹大，四肢苦重，津液不生，但苦少气，小便难。趺阳脉浮而涩，浮则胃气强，涩则小便数，浮涩相搏，大便则坚，其脾为约。脾约者，其人大便坚，小便利，而反不渴。

凡人病脉已解，而反暮微烦者，人见病者瘥安，而强与谷，脾胃气尚弱，不能消谷，故令微烦，损谷则愈。

脾之积，名曰痞气，在胃脘，覆大如盘，久久不愈，病四肢不收，黄瘅，食饮不为肌肤。以冬壬癸日得之，何也？肝病传脾，脾当传肾，肾适以冬王，王者不受邪，脾复欲还肝，肝不肯受，因留结为积，故知痞气以冬得之。

脾病，其色黄，饮食不消，腹苦胀满，体重节痛，大便不利，其脉微缓而长，此为可治。宜服平胃丸、泻脾丸、茱萸丸、附子汤。春当刺隐白，冬刺阴陵泉，皆泻之；夏刺大都，季夏刺公孙，秋刺商丘，皆补之。又当灸章门五十壮，背第十一椎百壮。

脾病者，必身重，苦饥，足痿不收，行善瘈疭，脚下痛；虚则腹胀，肠鸣，溏泄，食不化。取其经足太阴、阳明、少阴血者。

邪在脾胃，肌肉痛。阳气有余，阴气不足，则热中，善饥；阳气不足，阴气有余，则寒中，肠鸣腹痛；阴阳俱有余，若俱不足，则有寒有热，皆调其三里。

足太阴之脉，起于大指之端，循指内侧白肉际，过核骨后，上内踝前廉，上腨内，循胻骨后，交出厥阴之前，上循膝股内前廉，入腹，属脾，络胃，上膈，挟咽，连舌本，散舌下。其支者，复从胃别，上膈，注心中。是动则病舌本强，食则呕，胃脘痛，腹胀善噫，得后与气则快然而衰，身体皆重。是主脾所生病者，舌本痛，体不能动摇，食不下，烦心，心下急痛，寒疟，溏瘕泄，水闭，黄疸，好卧，不能食肉，唇青，强立，股膝内痛，厥，足大趾不用。盛者，则寸口大三倍于人迎；虚者，则寸口反小于人迎。

足太阴之别，名曰公孙，去本节后一寸，别走阳明。其别者，入络肠胃。厥气上逆则霍乱，实则腹中切痛，虚则鼓胀，取之所别。

脾病，其色黄体青，失溲直视，唇反张，爪甲青，饮食吐逆，体重节痛，四肢不举。其脉当浮大而缓，今反弦急；其色当黄，今反青，此是木之克土，为大逆，十死不治。

胃足阳明经病证第六

胃病者，腹胀，胃管当心而痛，上支两胁，膈咽不通，饮食不下，取三里。

饮食不下，隔塞不通，邪在胃管，在上管，则抑而刺之；在下管，则散而去。

胃脉搏坚而长，其色赤，当病折髀；其软而散者，当病食痹，髀痛。

胃中有癖，食冷物者，痛不能食，食热即能食。

胃胀者，腹满，胃管痛，鼻闻焦臭，妨于食，大便难。

诊得胃脉，病形何如？曰：胃实则胀，虚则泄。

病先发于胃，胀满；五日之肾，少腹腰脊痛，胫酸；三日之膀胱，背脊筋痛，小便闭；五日上之脾，闭塞不通，身痛体重；六日不已，死。冬夜半后，夏日昳。

脉浮而芤，浮则为阳，芤则为阴，浮芤相搏，胃气生热，其阳则绝。

趺阳脉浮者，胃气虚也。趺阳脉浮大者，此胃家微，虚烦，圊必日再行。

芤而有胃气者，脉浮之大而软，微按之芤，故知芤而有胃气也。

趺阳脉数者，胃中有热，即消谷引食。趺阳脉涩者，胃中有寒，水谷不化。趺阳脉粗粗而浮者，其病难治。趺阳脉浮迟者，故久病。趺阳脉虚则遗溺，实则失气。

动作头痛重，热气朝者，属胃。厥气客于胃，则梦饮食。

足阳明之脉，起于鼻交頞中，旁约太阳之脉，下循鼻外，入上齿中，还出，挟口，环唇，下交承浆，却循颐后下廉，出大迎，循颊车，上耳前，过客主人，循发际，至额颅。其支者，从大迎前下人迎，循喉咙，入缺盆，下膈，属胃，络脾。其直者，从缺盆下乳内廉，下挟脐，入气街中。其支者，起胃下口，循腹里，下至气街中而合，以下髀关，抵伏菟，下入膝膑中，下循外廉，下足跗，入中指内间。其支者，下膝三寸而别，以下入中指外间。其支者，别跗上，入大指间，出其端。是动则病凄凄然振寒，善伸数欠，颜黑，病至则恶人与火，闻木音则惕然而惊，心动，欲独闭户牖而处，甚则欲上高而歌，弃衣而走，贲响腹胀，是为骭厥。是主血所生病者，狂，疟，温淫汗出，鼽衄，口㖞，唇紧，颈肿，喉痹，大腹水肿，膝膑痛，循膺、乳、街、股、伏菟、骭外廉、足跗上皆痛，中指不用。气盛则身以前皆热，其有余于胃则消谷善饥，溺色黄；气不足则身以前皆寒栗，胃中寒则胀满。盛者，则人迎大三倍于寸口；虚者，则人迎反小于寸口也。

肺手太阴经病证第七

肺气虚，则鼻息利，少气；实则喘喝，胸凭仰息。

肺气虚，则梦见白物，见人斩血藉藉；得其时，则梦见兵战。肺气盛，则梦恐惧，哭泣；厥气客于肺，则梦飞扬，见金铁之器、奇物。

病在肺，下晡慧，日中甚，夜半静。

病先发于肺，喘咳；三日之肝，胁痛支满；一日之脾，闭塞不通，身痛体重；五日之胃，腹胀；十日不已，死。冬日入，夏日出。

肺脉搏坚而长，当病唾血；其濡而散者，当病漏汗，至令不复散发。

肺脉沉之而数，浮之而喘，苦洗洗寒热，腹满，肠中热，小便赤，肩背痛，从腰以上汗出，得之房内，汗出当风。

白脉之至也，喘而浮大，上虚下实，惊，有积气在胸中，喘而虚，名曰肺痹，寒热，得之因醉而使内也。

肺中风者，口燥而喘，身运而重，冒而肿胀。

肺中寒者，其人吐浊涕。

形寒寒饮则伤肺，以其两寒相感，中外皆伤，故气逆而上行。肺伤者，其人劳倦则咳唾血。其脉细紧浮数，皆吐血，此为躁扰嗔怒得之，肺伤气拥所致。

肺胀者，虚而满，喘咳逆倚息，目如脱状，其脉浮。

肺水者，其人身体重，而小便难，时时大便鸭溏。

肝乘肺，必作虚。脉软而弱，弱反在关，软反在巅。浮反在上，弱反在下，浮则为阳，弱则血不足。必弱为虚，浮弱自别，浮则自出，弱则为入。浮则为出不入，此为有表无里；弱则为入不出，此为无表有里。阳出极汗，齐腰而还，此为无表有里，故名曰厥阳。在当汗出，不汗出。

跌阳脉浮缓，少阳微紧，微为血虚，紧为微寒，此为鼠乳，其病属肺。

肺之积，名曰息贲，在右胁下，覆大如杯，久久不愈，病洒洒寒热，气逆喘咳，发肺痈。以春甲乙日得之，何也？心病传肺，肺当传肝，肝适以春王，王者不受邪，肺复欲还心，心不肯受，因留结为积，故知息贲以春得之。

肺病，其色白，身体但寒无热，时时咳，其脉微迟，为可治。宜服五味子大补肺汤、泻肺散。春当刺少商，夏刺鱼际，皆泻之；季夏刺太渊，秋刺经渠，冬刺尺泽，皆补之。又当灸膻中百壮，背第三椎二十五壮。

肺病者，必喘咳，逆气，肩息，背痛，汗出，尻、阴、股、膝挛，髀、腨、胻、足皆痛。虚则少气，不能报息，耳聋，嗌干。取其经手太阴、足太阳之外、厥阴内、少阴血者。

邪在肺，则皮肤痛，发寒热，上气，气喘，汗出，咳动肩背。取之膺中外俞、背第三椎之旁，以手痛按之快然，乃刺之，取之缺盆中以越之。

手太阴之脉，起于中焦，下络大肠，还循胃口，上膈，属肺，从肺系横出腋下，下循臑内，行少阴心主之前，下肘中，后循臂内上骨下廉，入寸口，上鱼，循鱼际，出大指之端。其支者，从腕后直次指内廉，出其端。是动则病肺胀满膨膨而喘咳，缺盆中痛，甚则交两手而瞀，是为臂厥。是主肺所生病者，咳，上气，喘喝，烦心，胸满，臑臂内前廉痛，掌中热。气盛有余，则肩背痛，风汗出，小便数而欠；气虚，则肩背痛，寒，少气不足以息，溺色变，卒遗失无度。盛者，则寸口大三倍于人迎；虚者，则寸口反小于人迎也。

手太阴之别，名曰列缺，起于腕上分间，别走阳明。其别者，并太阴之经，直入掌中，散入于鱼际。其实则手兑掌热，虚则欠咳，小便遗数。取之去腕一寸半。

肺病，身当有热，咳嗽短气，唾出脓血。其脉当短涩，今反浮大，其色当白而反赤者，此是火之克金，为大逆，十死不治。

大肠手阳明经病证第八

大肠病者，肠中切痛而鸣濯濯，冬日重感于寒则泄，当脐而痛，不能久立。与胃同候。取巨虚上廉。

肠中雷鸣，气上冲胸，喘，不能久立，邪在大肠。刺肓之原、巨虚上廉、三里。

大肠有寒，鹜溏；有热，便肠垢。大肠有宿食，寒栗发热，有时如症状。

大肠胀者，肠鸣而痛，寒则泄，食不化。

厥气客于大肠，则梦田野。

手阳明之脉，起于大指次指之端外侧，循指上廉，出合谷两骨之间，上入两筋之中，循臂上廉，上入肘外廉，循臑外前廉，上肩，出髃骨之前廉，上出柱骨之会上，下入缺盆，络肺，下膈，属大肠。其支者，从缺盆直入，上颈，贯颊，入下齿缝中，还出，挟口，交人中，左之右，右之左，上挟鼻孔。是动则病齿痛，颊肿。是主津所生病者，目黄，口干，鼽衄，喉痹，肩前臑痛，大指次指痛不用。气盛有余，则当脉所过者热肿；虚，则寒栗不复。盛者，则人迎大三倍于寸口；虚者，则人迎反小于寸口也。

肾足少阴经病证第九

肾气虚则厥逆，实则胀满，四肢正黑。肾气虚，则梦见舟船溺人；得其时，梦伏水中，若有畏怖。肾气盛，则梦腰脊两解不相属；厥气客于肾，则梦临渊，没居水中。

病在肾，夜半慧，日乘四季甚，下晡静。

病先发于肾，少腹腰脊痛，胫酸；三日之膀胱，背胪筋痛，小便闭；三日上之心，心痛；三日之小肠，胀；四日不已，死。冬大晨，夏晏晡。

肾脉搏坚而长，其色黄而赤，当病折腰；其软而散者，当病少血。

肾脉沉之大而坚，浮之大而紧，苦手足骨肿厥，而阴不兴，腰脊痛，少腹肿，心下有水气，时胀闭，时泄。得之浴水中，身未干而合房内，及劳倦发之。

黑脉之至也，上坚而大，有积气在少腹与阴，名曰肾痹。得之沐浴清水而卧。

凡有所用力举重，若入房过度，汗出，如浴水，则伤肾。

肾胀者，腹满引背央央然，腰髀痛。肾水者，其人腹大脐肿，腰重痛，不得溺，阴下湿如牛鼻头汗，其足逆寒，大便反坚。

肾着之为病，从腰以下冷，腰重如带五千钱。肾着之病，其人身体重，腰中冷如冰状，反不渴，小便自利，食饮如故，是其证也。病属下焦，从身劳汗出，衣里冷湿，久久得之。

肾之积，名曰贲豚，发于少腹，上至心下，如豚奔走之状，上下无时。久久不愈，病喘逆，骨痿，少气，以夏丙丁日得之，何也？脾病传肾，肾当传心，心适以夏王，王者不受邪，肾复欲还脾，脾不肯受，因留结为积，故知贲豚以夏得之。

水流夜疾，何以故？师曰：土休，故流疾而有声。人亦应之，人夜卧则脾不动摇，脉为之数疾也。

肾病，其色黑，其气虚弱，吸吸少气，两耳苦聋，腰痛，时时失精，饮食减少，膝以下清，其脉沉滑而迟，此为可治。宜服内补散、建中汤、肾气丸、地黄煎。春当刺涌泉，秋刺伏留，冬刺阴谷，皆补之；夏刺然谷，季夏刺太溪，皆泻之。又当灸京门五十壮，背第十四椎百壮。

肾病者，必腹大，胫肿痛，喘咳，身重，寝汗出，憎风。虚即胸中痛，大腹、小腹痛，清厥，意不乐。取其经足少阴、太阳血者。

邪在肾，则骨痛阴痹。阴痹者，按之而不得，腹胀，腰痛，大便难，肩背颈项强痛，时眩。取之涌泉、昆仑，视有血者，尽取之。

足少阴之脉，起于小指之下，斜趣足心，出然骨之下，循内踝之后，别入跟中，以上腨内，出腘中内廉，上股内后廉，贯脊，属肾，络膀胱。其直者，从肾上贯肝膈，入肺中，循喉咙，挟舌本。其支者，从肺出络心，注胸中。是动则病饥而不欲食，面黑如炭色，咳唾则有血，喉鸣而喘，坐而欲起，目䀮䀮无所见，心悬若饥状，气不足则善恐，心惕惕若人将捕之，是为骨厥。是主肾所生病者，口热，舌干，咽肿，上气，嗌干及痛，烦心，心痛，黄疸，肠澼，脊、股内后廉痛，痿厥，嗜卧，足下热而痛。灸则强食而生肉，缓带被发，大杖重履而步。盛者，则寸口大再倍于人迎；虚者，则寸口反小于人迎也。

足少阴之别，名曰大钟，当踝后绕跟，别走太阳。其别者，并经上走于心包，下贯腰脊。其病，气逆则烦闷，实则闭癃，虚则腰痛，取之所别。

肾病，手足逆冷，面赤目黄，小便不禁，骨节烦疼，少腹结痛，气冲于心。其脉当沉细而滑，今反浮大，其色当黑而反黄，此是土之克水，为大逆，十死不治。

膀胱足太阳经病证第十

膀胱病者，少腹偏肿而痛，以手按之则欲小便而不得，肩上热，若脉陷，足小指外侧及胫踝后皆热。若脉陷者，取委中。

膀胱胀者，少腹满而气癃。

病先发于膀胱者，背膂筋痛，小便闭；五日之肾，少腹、腰脊痛，胫酸；一日之小肠，胀；一日之脾，闭塞不通，身痛体重；二日不已，死。冬鸡鸣，夏下晡。

厥气客于膀胱，则梦游行。

足太阳之脉，起于目内眦，上额，交巅上。其支者，从巅至耳上角。其直者，从巅入络脑，还出，别下项，循肩髆内，挟脊，抵腰中，入循膂，络肾，属膀胱。其支者，从腰中下会于后阴，下贯臀，入腘中。其支者，从髆内左右别下，贯胛，过髀枢，循髀外后廉，过腘中，以下贯踹内，出外踝之后，循京骨，至小指外侧。是动则病冲头痛，目似脱，项似拔，脊痛，腰似折，髀不可以曲，腘如结，踹如列，是为踝厥。是主筋所生病者，痔，疟，狂，癫疾，头脑顶痛，目黄，泪出，鼽衄，项、背、腰、尻、腘、踹、脚皆痛，小指不用。盛者，则人迎大再倍于寸口；虚者，则人迎反小于寸口也。

三焦手少阳经病证第十一

三焦病者，腹胀气满，小腹尤坚，不得小便，窘急，溢则为水，留则为胀。候在足太阳之外大络，在太阳、少阳之间，亦见于脉。取委阳。

少腹病肿，不得小便，邪在三焦约，取太阳大络，视其络脉，与厥阴小络结而血者。肿，上及胃管，取三里。

三焦胀者，气满于皮肤，壳壳然而坚，不疼。

热在上焦，因咳，为肺痿。热在中焦，因腹坚。热在下焦，因溺血。

　　手少阳之脉，起于小指次指之端，上出两指之间，循手表腕，出臂外两骨之间，上贯肘，循臑外，上肩，而交出足少阳之后，入缺盆，布膻中，散络心包，下膈，遍属三焦。其支者，从膻中上出缺盆，上项，挟耳后，直上出耳上角，以屈下颊，至𬹼。其支者，从耳后入耳中，出走耳前，过客主人前，交颊，至目兑眦。是动则病耳聋浑浑焞焞，嗌肿，喉痹。是主气所生病者，汗出，目兑眦痛，颊肿，耳后、肩、臑、肘、臂外皆痛，小指次指不用。盛者，则人迎大一倍于寸口；虚者，则人迎反小于寸口也。

卷
七

病不可发汗证第一

少阴病，脉细沉数，病为在里，不可发其汗。

脉浮而紧，法当身体疼痛，当以汗解；假令尺中脉迟者，不可发其汗。何以知然？此为荣气不足，血微少故也。

少阴病，脉微，不可发其汗，无阳故也。

脉濡而弱，弱反在关，濡反在巅；微反在上，涩反在下。微则阳气不足，涩则无血。阳气反微，中风汗出而反躁烦；涩则无血，厥而且寒。阳微发汗，躁不得眠。

动气在右，不可发汗。发汗则衄而渴，心苦烦，饮即吐水。

动气在左，不可发汗。发汗则头眩，汗不止，筋惕肉瞤。

动气在上，不可发汗。发汗则气上冲，正在心端。

动气在下，不可发汗。发汗则无汗，心中大烦，骨节苦疼，目运恶寒，食即反吐，谷不得前。

咽中闭塞，不可发汗。发汗则吐血，气微绝，手足逆冷，欲得蜷卧，不能自温。

诸脉数、动、微、弱，并不可发汗。发汗则大便难，腹中干，胃燥而烦。其形相象，根本异源。

脉濡而弱，弱反在关，濡反在巅；弦反在上，微反在下。弦为阳运，微为阴寒。上实下虚，意欲得温。微弦为虚，不可发汗。发汗则寒栗，不能自还，咳者则剧，数吐涎沫，咽中必干，小便不利，心中饥烦，晬时而发，其形似疟，有寒无热，虚而寒栗。咳而发汗，蜷而苦满，腹中复坚。

厥，不可发汗。发汗则声乱，咽嘶，舌萎，谷不得前。

诸逆发汗，微者难愈，剧者言乱，睛眩者死，命将难全。

太阳病，得之八九日，如疟状，发热而恶寒，热多寒少，其人不呕，清便续自可，一日再三发，其脉微而恶寒，此为阴阳俱虚，不可复发汗也。

太阳病，发热恶寒，热多寒少，脉微弱，则无阳也，不可复发其汗；咽干燥者，不可发汗。

亡血家，不可攻其表，汗出则寒栗而振。

衄家，不可攻其表，汗出必额陷，脉上促急而紧，直视而不能眴，不得眠。

汗家，重发其汗，必恍惚心乱，小便已阴疼，可与禹余粮丸。

淋家，不可发汗，发其汗，必便血。

疮家，虽身疼痛，不可攻其表，汗出则痓。

冬时发其汗，必吐利，口中烂，生疮。

下利清谷，不可攻其表，汗出必胀满。

咳而小便利，若失小便，不可攻其表，汗出则厥逆冷。汗出多，极发其汗，亦坚。

伤寒一二日至四五日，厥者必发热，前厥者后必热，厥深者热亦深，厥微者热亦微。厥应下之，而反发其汗，必口伤烂赤。病人脉数，数为有热，当消谷引食，反吐者，医发其汗，阳微，膈气虚，脉则为数，数为客阳，不能消谷，胃中虚冷，故令吐也。

伤寒四五日，其脉沉，烦而喘满。脉沉者，病为在里，反发其汗，津液越出，大便为难，表虚里实，久则谵语。

伤寒头痛，翕翕发热，形象中风，常微汗出，又自呕者，下之益烦心，懊憹如饥；发汗则致痓，身强难以屈伸；熏之则发黄，不得小便，久则发咳唾。

太阳病，发其汗，因致痓。

伤寒，脉弦细，头痛，而反发热，此属少阳，少阳不可发其汗。

太阳与少阳并病，头项强痛，或眩冒，时如结胸，心下痞坚者，不可发其汗。

少阴病，咳而下利，谵语者，此被火气劫故也，小便必难，以强责少阴汗也。

少阴病，但厥无汗，而强发之，必动其血，未知从何道出，或从口鼻，或从目出者，是为下厥上竭，为难治。

伤寒有五，皆热病之类也，同病异名，同脉异经。病虽俱伤于风，其人自有痼疾，则不得同法。其人素伤于风，因复伤于热，风热相薄，则发风温，四肢不收，头痛身热，常汗出不解，治在少阴、厥阴，不可发汗。汗出，谵言独语，内烦躁扰不得卧，善惊，目乱无精，治之复发其汗，如此者，医杀之也。

伤寒湿温，其人常伤于湿，因而中暍；湿热相薄，则发湿温。病苦两胫逆冷，腹满叉胸，头目痛苦，妄言，治在足太阴，不可发汗。汗出必不能言，耳聋，不知痛所在，身青，面色变，名曰重暍，如此者死，医杀之也。

病可发汗证第二

大法，春夏宜发汗。

凡发汗，欲令手足皆周至，漐漐一时间益佳，但不欲如水流离。若病不解，当重发汗。汗多则亡阳，阳虚不得重发汗也。

凡服汤药发汗，中病便止，不必尽剂也。

凡云"可发汗"而无汤者，丸散亦可用，要以汗出为解，然不如汤随证良。

太阳病，外证未解，其脉浮弱，当以汗解，宜桂枝汤。

太阳病，脉浮而数者，可发其汗，属桂枝汤证。

阳明病，脉迟，汗出多，微恶寒，表为未解，可发其汗，属桂枝汤证。

夫病脉浮大，问病者，言但便坚耳。设利者，为虚，大逆；坚为实，汗出而解。何以故？脉浮，当以汗解。

伤寒，其脉不弦紧而弱，弱者必渴，被火必谵语。弱者，发热，脉浮，解之当汗出愈。

病者烦热，汗出即解，复如疟状，日晡所发热，此属阳明。脉浮虚者，当发其汗，属桂枝汤证。

病常自汗出，此为荣气和，荣气和而外不解，此卫不和也。荣行脉中，为阴，主内；卫行脉外，为阳，主外。复发其汗，卫和则愈，属桂枝汤证。

病人脏无他病，时发热，自汗出而不愈，此卫气不和也。先其时发汗即愈，属桂枝汤证。

脉浮而紧，浮则为风，紧则为寒，风则伤卫，寒则伤荣，荣卫俱病，骨节烦疼，可发其汗，宜麻黄汤。

太阳病不解，热结膀胱，其人如狂，血必自下，下者即愈。其外未解者，尚未可攻，当先解其外，属桂枝汤证。

太阳病，下之，微喘者，表未解故也，属桂枝加厚朴杏子汤证。

伤寒，脉浮紧，不发其汗，因衄，属麻黄汤证。

阳明病，脉浮，无汗，其人必喘，发其汗则愈，属麻黄汤证。

太阴病，脉浮者，可发其汗，属桂枝汤证。

太阳病，脉浮紧，无汗而发热，其身疼痛，八九日不解，表候续在，此当发其汗。服汤微除，发烦目瞑，剧者必衄，衄乃解。所以然者，阳气重故也，属麻黄汤证。脉浮者，病在表，可发其汗，属桂枝汤证。

伤寒不大便六七日，头痛有热，与承气汤，其小便反清，此为不在里，故在表也，当发其汗。头痛者，必衄，属桂枝汤证。

下利后，身体疼痛，清便自调，急当救表，宜桂枝汤。

太阳病，头痛发热，汗出恶风，若恶寒，属桂枝汤证。

太阳中风，阳浮而阴濡弱，浮者热自发，濡弱者汗自出，啬啬恶寒，淅淅恶风，翕翕发热，鼻鸣干呕，属桂枝汤证。

太阳病，发热汗出，此为荣弱卫强，故使汗出。欲救邪风，属桂枝汤证。

太阳病，下之，气上撞，可与桂枝汤；不撞，不可与之。

太阳病，初服桂枝汤，而反烦不解者，法当先刺风池、风府，却与桂枝汤则愈。烧针令其汗，针处被寒，核起而赤者，必发奔豚，气从少腹上撞心者，灸其核上一壮，与桂枝加桂汤。

太阳病，项背强几几，反汗出恶风，属桂枝加葛根汤。

太阳病，项背强几几，无汗恶风，属葛根汤。

太阳与阳明合病，而自利不呕者，属葛根汤证。

太阳与阳明合病，不下利，但呕，属葛根加半夏汤。

太阳病，桂枝证，医反下之，遂利不止，其脉促者，表未解，喘而汗出，属葛根黄芩黄连汤。

太阳病，头痛发热，身体疼，腰痛，骨节疼痛，恶风，无汗而喘，属麻黄汤证。

太阳与阳明合病，喘而胸满，不可下也，属麻黄汤证。

太阳中风，脉浮紧，发热恶寒，身体疼痛，不汗出而烦躁，头痛，属大青龙汤。脉微弱，汗出恶风，不可服之。服之则厥，筋惕肉瞤，此为逆也。

伤寒脉浮缓，其身不疼，但重，乍有轻时，无少阴证者，大青龙汤发之。

伤寒表不解，心下有水气，干呕，发热而咳，或渴，或利，或噎，或小便不利，小腹满，或微喘，属小青龙汤。

伤寒，心下有水气，咳而微喘，发热不渴，服汤已而渴者，此寒去，为欲解，属小青龙汤证。

阳明中风，脉弦浮大而短气，腹都满，胁下及心痛，久按之气不通，鼻干，不得汗，嗜卧，一身及目悉黄，小便难，有潮热，时时哕，耳前后肿，刺之小瘥；外不解，病过十日，脉续浮，与小柴胡汤。但浮，无余证，与麻黄汤。不溺，腹满加哕，不治。

太阳病，十日以去，脉浮细，嗜卧，此为外解。设胸满胁痛，与小柴胡汤；脉浮者，属麻黄汤证。

中风，往来寒热，伤寒五六日以后，胸胁苦满，嘿嘿不欲饮食，烦心喜呕，或胸中烦而不呕，或渴，或腹中痛，或胁下痞坚，或心中悸，小便不利，或不渴，外有微热，或咳者，属小柴胡汤。

伤寒四五日，身体热，恶风，颈项强，胁下满，手足温而渴，属小柴胡汤证。

伤寒六七日，发热，微恶寒，支节烦疼，微呕，心下支结，外证未去者，属柴胡桂枝汤。

少阴病，得之二三日，麻黄附子甘草汤微发汗，以二三日无里证，故微发汗也。

脉浮，小便不利，微热，消渴，与五苓散，利小便，发汗。

病发汗以后证第三

二阳并病。太阳初得病时，发其汗，汗先出，复不彻，因转属阳明，续自微汗出，不恶寒。若太阳证不罢，不可下，下之为逆，如此者，可小发其汗。设面色缘缘正赤者，阳气怫郁在表，当解之，熏之。若发汗不大彻，不足言，阳气怫郁不得越，当汗而不汗，其人躁烦，不知痛处，乍在腹中，乍在四肢，按之不可得，其人短气但坐，汗出而不彻故也，更发其汗即愈。何以知其汗不彻？脉涩，故以知之。

未持脉时，病人叉手自冒心，师因教试令咳而不即咳者，此必两耳无所闻也。所以然者，重发其汗，虚故也。

发汗后，饮水多者必喘，以水灌之亦喘。

发汗后，水药不得入口为逆，若更发其汗，必吐下不止。

阳明病，本自汗出，医复重发其汗，病已瘥，其人微烦，不了了，此大便坚也。以亡津液，胃中干燥，故令其坚。当问小便日几行，若本日三四行，今日再行者，必知大便不久出。今为小便数少，津液当还入胃中，故知必当大便也。

发汗多，又复发其汗，此为亡阳，若谵语，脉短者，死；脉自和者，不死。

伤寒，发其汗，身目为黄，所以然者，寒湿相抟在里不解故也。

病人有寒，复发其汗，胃中冷，必吐蛔。

太阳病，发其汗，遂漏而不止，其人恶风，小便难，四肢微急，难以屈伸，属桂枝加附子汤。

服桂枝汤，大汗出，若脉但洪大，与桂枝汤。若其形如疟，一日再三发，汗出便解，属桂枝二麻黄一汤。

服桂枝汤，大汗出，大烦渴不解，若脉洪大，属白虎汤。

伤寒，脉浮，自汗出，小便数，心烦，微恶寒，而脚挛急，反与桂枝，欲攻其表；得之便厥，咽干，烦躁，吐逆，当作甘草干姜汤，以复其阳；厥愈，足温，更作芍药甘草汤与之，其脚即伸；而胃气不和，谵语，可与承气汤。重发其汗，复加烧针者，属四逆汤。

伤寒，发汗已解，半日许复烦，其脉浮数，可复发其汗，属桂枝汤。

发汗后，身体疼痛，其脉沉迟，属桂枝加芍药生姜人参汤。

发汗后，不可更行桂枝汤，汗出而喘，无大热，可以麻黄杏子甘草石膏汤。

发汗过多以后，其人叉手自冒心，心下悸而欲得按之，属桂枝甘草汤。

发汗后，其人脐下悸，欲作奔豚，属茯苓桂枝甘草大枣汤。

发汗后，腹胀满，属厚朴生姜半夏甘草人参汤。

发其汗不解，而反恶寒者，虚故也，属芍药甘草附子汤。不恶寒，但热者，实也，当和其胃气，宜小承气汤。

太阳病，发汗，若大汗出，胃中躁烦不得眠，其人欲饮水，当稍饮之，令胃中和则愈。

发汗已，脉浮而数，复烦渴者，属五苓散。

伤寒，汗出而渴，属五苓散证；不渴，属茯苓甘草汤。

太阳病，发其汗，汗出不解，其人发热，心下悸，头眩，身𤕻而动，振振欲擗地，属真武汤。

伤寒，汗出，解之后，胃中不和，心下痞坚，干噫食臭，胁下有水气，腹中雷鸣而利，属生姜泻心汤。

伤寒发热，汗出不解，后心中痞坚，呕而下利，属大柴胡汤。

太阳病三日，发其汗不解，蒸蒸发热者，属于胃也，属承气汤。

大汗出，热不去，内拘急，四肢疼，下利，厥逆而恶寒，属四逆汤。

发汗多，亡阳谵语者，不可下，与柴胡桂枝汤，和其荣卫，以通津液，后自愈。

病不可吐证第四

太阳病，当恶寒而发热，今自汗出，反不恶寒发热，关上脉细而数，此医吐之过也。

若得病一日、二日吐之，腹中饥，口不能食；三日、四日吐之，不喜糜粥，欲食冷食，朝食暮吐。此医吐之所致也，此为小逆。

太阳病吐之者，但太阳病当恶寒，今反不恶寒，不欲近衣，此为吐之内烦也。

少阴病，饮食入则吐，心中温温欲吐，复不能吐，始得之，手足寒，脉弦迟，此胸中实，不可下；若膈上有寒饮，干呕者，不可吐，当温之。

诸四逆厥者，不可吐之，虚家亦然。

病可吐证第五

大法，春宜吐。

凡服汤吐，中病便止，不必尽剂也。

病如桂枝证，其头不痛，项不强，寸口脉微浮，胸中痞坚，气上撞咽喉，不得息，此为胸有寒，当吐之。

病胸上诸实，胸中郁郁而痛，不能食，欲使人按之，而反有浊唾，下利日十余行，其脉反迟，寸口微滑，此可吐之。吐之，利即止。

少阴病，饮食入则吐，心中温温欲吐，复不能吐，当遂吐之。

宿食在上管，当吐之。

病者手足厥冷，脉乍紧，邪结在胸中，心下满而烦，饥不能食，病在胸中，当吐之。

病不可下证第六

脉濡而弱，弱反在关，濡反在巅；微反在上，涩反在下。微则阳气不足，涩则无血。阳气反微，中风汗出，而反躁烦；涩则无血，厥而且寒。阳微不可下，下之则心下痞坚。

动气在右，不可下。下之则津液内竭，咽燥鼻干，头眩心悸。

动气在左，不可下。下之则腹里拘急，食不下，动气反剧，身虽有热，卧反欲蜷。

动气在上，不可下。下之则掌握热烦，身浮冷，热汗自泄，欲水自灌。

动气在下，不可下。下之则腹满，卒起头眩，食则下清谷，心下痞坚。

咽中闭塞，不可下。下之则上轻下重，水浆不下，卧则欲蜷，身体急痛，复下利，日十数行。

诸外实，不可下。下之则发微热，亡脉则厥，当脐发热。

诸虚，不可下。下之则渴，引水者易愈，恶水者剧。

脉濡而弱，弱反在关，濡反在巅；弦反在上，微反在下。弦为阳运，微为阴寒，上实下虚，意欲得温。微弦为虚，虚者不可下。微则为咳，咳则吐涎沫。下之，咳则止而利不休，胸中如虫啮，粥入则出，小便不利，两胁拘急，喘息为难，项背相牵，臂则不仁，极寒反汗出，躯冷若冰，眼睛不慧，语言不休，谷气多入，则为除中，口虽欲言，舌不得前。

脉濡而弱，弱反在关，濡反在巅；浮反在上，数反在下。浮则为阳虚，数则为无血；浮则为虚，数则生热。浮则为虚，自汗而恶寒；数则为痛，振而寒栗。微弱在关，胸下为急，喘喘汗流，不得呼吸。呼吸之中，痛在于胁，振寒相搏，其形如疟。医反下之，令脉急数，发热，狂走见鬼，心下为痞。小便淋沥，少腹甚坚，小便血也。

脉濡而紧，濡则阳气微，紧则荣中寒。阳微卫中风，发热而恶寒；荣紧胃气冷，微呕心内烦。医以为大热，解肌而发汗，亡阳虚烦躁，心下苦痞坚，表里俱虚竭，卒起而头眩，客热在皮肤，怅怏不得眠，不知胃气冷，紧寒在关元。技巧无所施，汲水灌其身，客热应时罢，栗栗而振寒，重被而覆之，汗出而冒巅，体惕而又振，小便为微难，寒气因水发，清谷不容间，呕变反肠出，颠倒不得安，手足为微逆，身冷而内烦，迟欲从后救，安可复追还。

脉浮而大，浮为气实，大为血虚，血虚为无阴，孤阳独下阴部，小便难，胞中虚。今反小便利而大汗出，法卫家当微，今反更实，津液四射，荣竭血尽，虚烦不眠，血薄肉消，而成暴液。医复以毒药攻其胃，此为重虚，客阳去有期，必下如污泥而死。

趺阳脉迟而缓，胃气如经；趺阳脉浮而数，浮则伤胃，数则动脾。此非本病，医特下之所为也。荣卫内陷，其数先微，脉反但浮，其人必大便坚，气噫而除。何以言之？脾脉本缓，今数脉动脾，其数先微，故知脾气不治。大便坚，气噫而除，今脉反浮，其数改微，邪气独留，心中则饥，邪热不杀谷。潮热发渴，数脉当迟缓，脉因前后，度数如前，病者则饥。

数脉不时，则生恶疮。脉数者，久数不止，止则邪结，正气不能复，正气却结于脏，故邪气浮之，与皮毛相得。脉数者，不可下，下之必烦，利不止。

少阴病，脉微，不可发其汗，无阳故也。阳已虚，尺中弱涩者，复不可下之。

脉浮大，应发其汗，医反下之，此为大逆。

脉浮而大，心下反坚，有热，属脏，攻之，不令发汗；属腑，溲数则坚，汗多即愈，汗少便难。脉迟，尚未可攻。

二阳并病。太阳初得病时，发其汗，汗先出，复不彻，因转属阳明，欲自汗出，不恶寒，若太阳证不罢，不可下，下之为逆。

结胸证，其脉浮大，不可下，下之即死。

太阳与阳明合病，喘而胸满，不可下之。

太阳与少阳并病，心下痞坚，颈项强而眩，勿下之。

诸四逆厥者，不可下之，虚家亦然。

病欲吐者，不可下之。

太阳病，有外证未解，不可下，下之为逆。

病发于阳，而反下之，热入，因作结胸。

发于阴，而反下之，因作痞。

痞脉浮坚而下之，紧反入里，因作痞。

夫病阳多者热，下之则坚。

本虚，攻其热，必哕。

无阳，阴强而坚，下之，必清谷而腹满。

太阴之为病，腹满而吐，食不下，下之益甚，腹时自痛，胸下结坚。

厥阴之为病，消渴，气上撞，心中疼热，饥而不欲食，甚者则欲吐，下之不肯止。

少阴病，其人饮食入则吐，心中温温欲吐，复不能吐，始得之，手足寒，脉弦迟，此胸中实，不可下也。

伤寒五六日，不结胸，腹濡，脉虚，复厥者，不可下。下之，亡血死。

伤寒发热，但头痛，微汗出，发其汗，则不识人；熏之则喘，不得小便，心腹满；下之则短气而腹满，小便难，头痛背强；加温针，则必衄。

伤寒，其脉阴阳俱紧，恶寒发热，则脉欲厥。厥者，脉初来大，渐渐小，更来渐大，是其候也。恶寒甚者，翕翕汗出，喉中痛；热多者，目赤，睛不慧。医复发之，咽中则伤。若复下之，则两目闭，寒多，清谷；热多，便脓血。熏之则发黄。熨之则咽燥。小便利者，可救；难者，必危殆。

伤寒发热，口中勃勃气出，头痛目黄，鼻衄不可制。贪水者必呕，恶水者厥。下之，咽中生疮。假令手足温者，下重，便脓血。头痛目黄者，下之，目闭。贪水者，下之，其脉必厥，其声嘤，咽喉塞；发其汗，则战栗，阴阳俱虚。恶水者，下之，里冷，不嗜食，大便完谷出；发其汗，口中伤，舌上苔滑，烦躁。脉数实，不大便六七日，后必便血，复发其汗，小便即自利。

得病二三日，脉弱，无太阳、柴胡证，而烦躁，心下坚；至四日，虽能食，以承气汤少与，微和之，令小安；至六日，与承气汤一升。不大便六七日，小便少者，虽不大便，但头坚后溏，未定成其坚，攻之必溏，当须小便利，定坚，乃可攻之。

脏结无阳证，寒而不热，其人反静，舌上苔滑者，不可攻也。

伤寒呕多，虽有阳明证，不可攻之。

阳明病，潮热，微坚，可与承气汤；不坚，不可与。若不大便六七日，恐有燥屎，欲知之法，可少与小承气汤，腹中转矢气者，此为有燥屎，乃可攻之；若不转矢气者，此但头坚后溏，不可攻之，攻之必腹满不能食。欲饮水者，即哕，其后发热者，必复坚，以小承气汤和之；若不转矢气者，慎不可攻之。

阳明病，身合色赤者，不可攻也，必发热，色黄者，小便不利也。

阳明病，当心下坚满，不可攻之。攻之，遂利不止者，死；止者，愈。

阳明病，自汗出，若发其汗，小便自利，此为内竭，虽坚，不可攻之，当须自欲大便，宜蜜煎导而通之。若土瓜根及猪胆汁皆可以导。

下利，其脉浮大，此为虚，以强下之故也。设脉浮革，因尔肠鸣，属当归四逆汤。

病可下证第七

大法，秋宜下。

凡可下者，以汤胜丸散，中病便止，不必尽三服。

阳明病，发热汗多者，急下之，属大柴胡汤。

少阴病，得之二三日，口燥咽干者，急下之，属承气汤。

少阴病六七日，腹满，不大便者，急下之，属承气汤证。

少阴病，下利清水，色青者，心下必痛，口干燥者，可下之，属大柴胡汤、承气汤证。

下利，三部脉皆平，按其心下坚者，可下之，属承气汤证。

阳明与少阳合病而利，脉不负者为顺。负者，失也。互相克贼为负。

滑而数者，有宿食，当下之，属大柴胡、承气汤证。

伤寒后，脉沉，沉为内实，下之解，属大柴胡汤证。

伤寒六七日，目中不了了，睛不和，无表里证，大便难，微热者，此为实，急下之，属大柴胡汤、承气汤证。

太阳病未解，其脉阴阳俱停，必先振慄，汗出解。但阳微者，先汗之而解；但阴微者，先下之而解。属大柴胡汤证。

脉双弦迟，心下坚，脉大而紧者，阳中有阴，可下之，属承气汤证。

结胸者，项亦强，如柔痉状，下之即和。

病者无表里证，发热七八日，虽脉浮数，可下之，属大柴胡汤证。

太阳病六七日，表证续在，其脉微沉，反不结胸，其人发狂。此热在下焦，少腹当坚而满，小便自利者，下血乃愈。所以然者，以太阳随经，瘀热在里故也。属抵当汤。

太阳病，身黄，其脉沉结，少腹坚，小便不利，为无血；小便自利，其人如狂者，血证谛，属抵当汤证。

伤寒有热而少腹满，应小便不利，今反利者，此为血，当下之，属抵当丸证。

阳明病，发热而汗出，此为热越，不能发黄，但头汗出，其身无有，齐颈而还，小便不利，渴引水浆。此为瘀热在里，身必发黄，属茵陈蒿汤。

阳明证，其人喜忘，必有畜血。所以然者，本有久瘀血，故令喜忘；屎虽坚，大便必黑，属抵当汤证。汗出而谵语者，有燥屎在胃中，此风也，过经乃可下之。下之若早，语言乱，以表虚里实故也。下之则愈，属大柴胡汤、承气汤证。

病者烦热，汗出即解，复如疟状，日晡所发者，属阳明。脉实者，当下之，属大柴胡汤、承气汤证。

阳明病，谵语，有潮热，而反不能食者，必有燥屎五六枚，若能食者，但坚耳，属承气汤证。

太阳中风，下利，呕逆，表解，乃可攻之。其人漐漐汗出，发作有时，头痛，心下痞坚满，引胁下痛，呕则短气，汗出，不恶寒，此为表解，里未和，属十枣汤。

太阳病不解，热结膀胱，其人如狂，血自下，下之即愈。其外未解，尚未可攻，当先解外。外解，小腹急结者，乃可攻之，属桃仁承气汤。

伤寒七八日，身黄如橘，小便不利，少腹微满，属茵陈蒿汤证。

伤寒十余日，热结在里，复往来寒热，属大柴胡汤证。

但结胸，无大热，此为水结在胸胁，头微汗出，与大陷胸汤。

伤寒六七日，结胸热实，其脉沉紧，心下痛，按之如石坚，与大陷胸汤。

阳明病，其人汗多，津液外出，胃中燥，大便必坚，坚者则谵语，属承气汤证。

阳明病，不吐下而心烦者，可与承气汤。

阳明病，其脉迟，虽汗出而不恶寒，其体必重，短气，腹满而喘，有潮热。如此者，其外为解，可攻其里。若手足濈然汗出者，此大便已坚，属承气汤。其热不潮，未可与承气汤。若腹满大而不大便者，属小承气汤，微和胃气，勿令至大下。

阳明病，谵语，发潮热，其脉滑疾。如此者，属承气汤，因与承气汤一升，腹中转失气者，复与一升；如不转失气者，勿更与之。明日又不大便，脉反微涩者，此为里虚，为难治，不可更与承气汤。

二阳并病。太阳证罢，但发潮热，手足汗出，大便难而谵语者，下之愈，属承气汤证。

病人小便不利，大便乍难乍易，时有微热，喘冒不能卧者，有燥屎也，属承气汤证。

病发汗吐下以后证第八

师曰：病人脉微而涩者，此为医所病也，大发其汗，又数大下之，其人亡血，病当恶寒而发热，无休止时。夏月盛热而与着复衣，冬月盛寒而与裸其体。所以然者，阳微即恶寒，阴弱即发热。故发其汗，使阳气微；

又大下之，令阴气弱。五月之时，阳气在表，胃中虚冷，以阳气内微，不能胜冷，故与着复衣；十一月之时，阳气在里，胃中烦热，以阴气内弱，不能胜热，故与裸其体。又，阴脉迟涩，故知亡血。

太阳病三日，已发其汗、吐、下、温针而不解，此为坏病，桂枝复不中与也。观其脉证，知犯何逆，随证而治之。

脉浮数，法当汗出而愈，而下之，则身体重，心悸，不可发其汗，当自汗出而解。所以然者，尺中脉微，此里虚，须表里实，津液和，即自汗出愈。

凡病，若发汗，若吐，若下，若亡血，无津液而阴阳自和者，必自愈。

大下后，发汗，其人小便不利，此亡津液，勿治，其小便利，必自愈。

下以后，复发其汗，必振寒，又其脉微细，所以然者，内外俱虚故也。

太阳病，先下而不愈，因复发其汗，表里俱虚，其人因冒。冒家，当汗出自愈，所以然者，汗出表和故也。表和，然后下之。

得病六七日，脉迟浮弱，恶风寒，手足温。医再三下之，不能食，其人胁下满，面目及身黄，颈项强，小便难。与柴胡汤，后必下重，大渴，饮水而呕，柴胡汤复不中与也。食谷者哕。

太阳病，二三日，终不能卧，但欲起者，心下必结，其脉微弱者，此本寒也，而反下之，利止者，必结胸；未止者，四五日复重下之，此挟热利也。

太阳病，下之，其脉促，不结胸者，此为欲解；其脉浮者，必结胸；其脉紧者，必咽痛；其脉弦者，必两胁拘急；其脉细而数者，头痛未止；其脉沉而紧者，必欲呕；其脉沉而滑者，挟热利；其脉浮而滑者，必下血。

太阳、少阳并病，而反下之，成结胸，心下坚，下利不复止，水浆不肯下，其人必心烦。

脉浮紧而下之，紧反入里，则作痞，按之自濡，但气痞耳。

伤寒吐、下、发汗，虚烦，脉甚微，八九日心下痞坚，胁下痛，气上冲咽喉，眩冒，经脉动惕者，久而成痿。

阳明病，不能食，下之不解，其人不能食。攻其热，必哕。所以然者，胃中虚冷故也。

阳明病，脉迟，食难用饱，饱即发烦头眩者，必小便难，此欲作谷疸。虽下之，其腹满如故耳。所以然者，脉迟故也。

太阳病，寸缓关浮尺弱，其人发热而汗出，复恶寒，不呕，但心下痞者，此为医下之也。

伤寒，大吐大下之，极虚，复极汗者，其人外气怫郁，复与之水，以发其汗，因得哕。所以然者，胃中寒冷故也。

吐、下、发汗后，其人脉平而小烦者，以新虚不胜谷气故也。

太阳病，医发其汗，遂发热而恶寒；复下之，则心下痞。此表里俱虚，阴阳气并竭，无阳则阴独。复加火针，因而烦，面色青黄，肤瞤。如此者，为难治。今色微黄，手足温者，易愈。

服桂枝汤，下之，头项强痛，翕翕发热，无汗，心下满微痛，小便不利，属桂枝去桂加茯苓术汤。

太阳病，先发其汗，不解；而下之，其脉浮者，不愈。浮为在外，而反下之，故令不愈。今脉浮，故在外，当解其外则愈，属桂枝汤。

下以后，复发其汗者，则昼日烦躁不眠，夜而安静，不呕，不渴，而无表证，其脉沉微，身无大热，属干姜附子汤。

伤寒吐、下、发汗后，心下逆满，气上撞胸，起即头眩，其脉沉紧，发汗即动经，身为振摇，属茯苓桂枝白术甘草汤。

发汗、吐、下以后，不解，烦躁，属茯苓四逆汤。

伤寒发汗、吐、下后，虚烦不得眠，剧者反复颠倒，心中懊憹，属栀子汤；若少气，栀子甘草汤；若呕，栀子生姜汤；若腹满者，栀子厚朴汤。

发汗，若下之，烦热，胸中塞者，属栀子汤证。

太阳病，过经十余日，心下温温欲吐，而胸中痛，大便反溏，其腹微满，郁郁微烦，先时自极吐下者，与承气汤。不尔者，不可与。欲呕，胸中痛，微溏，此非柴胡汤证，以呕故，知极吐下也。

太阳病，重发其汗，而复下之，不大便五六日，舌上燥而渴，日晡所小有潮热，从心下至少腹坚满，而痛不可近，属大陷胸汤。

伤寒五六日，其人已发汗，而复下之，胸胁满微结，小便不利，渴而不呕，但头汗出，往来寒热，心烦，此为未解，属柴胡桂枝干姜汤。

伤寒汗出，若吐下，解后，心下痞坚，噫气不除者，属旋复代赭汤。

大下以后，不可更行桂枝汤。汗出而喘，无大热，可以麻黄杏子甘草石膏汤。

伤寒大下后，复发其汗，心下痞，恶寒者，表未解也，不可攻其痞，当先解表；表解，乃攻其痞。解表属桂枝汤，攻痞属大黄黄连泻心汤。

伤寒吐下后，七八日不解，热结在里，表里俱热，时时恶风，大渴，舌上干燥而烦，欲饮水数升，属白虎汤。

伤寒吐下后未解，不大便五六日至十余日，其人日晡所发潮热，不恶寒，独语如见鬼神之状。若剧者，发则不识人，循衣妄撮，怵惕不安，微喘直视。脉弦者生，涩者死。微者，但发热谵语，属承气汤。若下者，勿复服。

三阳合病，腹满身重，难以转侧，口不仁，面垢，谵语，遗溺。发汗，则谵语；下之，则额上生汗，手足厥冷，自汗。属白虎汤证。

阳明病，其脉浮紧，咽干口苦，腹满而喘，发热汗出，而不恶寒，反偏恶热，其身体重。发其汗即躁，心愦愦，而反谵语。加温针，必怵惕，又烦躁不得眠。下之，即胃中空虚，客气动膈，心中懊憹，舌上苔者，属栀子汤证。

阳明病，下之，其外有热，手足温，不结胸，心中懊憹，若饥不能食，但头汗出，属栀子汤证。

阳明病，下之，心中懊憹而烦，胃中有燥屎者，可攻。其人腹微满，头坚后溏者，不可下之。有燥屎者，属承气汤证。

太阳病，吐、下、发汗后，微烦，小便数，大便因坚，可与小承气汤和之，则愈。

大汗，若大下，而厥冷者，属四逆汤证。

太阳病，下之，其脉促，胸满者，属桂枝去芍药汤；若微寒，属桂枝去芍药加附子汤。

伤寒五六日，大下之，身热不去，心中结痛者，未欲解也，属栀子汤证。

伤寒下后，烦而腹满，卧起不安，属栀子厚朴汤。

伤寒，医以丸药大下之，身热不去，微烦，属栀子干姜汤。

伤寒，医下之，续得下利，清谷不止，身体疼痛，急当救里；身体疼痛，清便自调，急当救表。救里宜四逆汤，救表宜桂枝汤。

太阳病，过经十余日，反再三下之，后四五日，柴胡证续在，先与小柴胡汤；呕止小安，其人郁郁微烦者，为未解，与大柴胡汤，下者止。

伤寒十三日不解，胸胁满而呕，日晡所发潮热而微利，此本当柴胡汤下之不得利，今反利者，故知医以丸药下之，非其治也。潮热者，实也，先再服小柴胡汤以解其外，后属柴胡加芒硝汤。

伤寒十三日，过经而谵语，内有热也，当以汤下之。小便利者，大便当坚，而反利，其脉调和者，知医以丸药下之，非其治也。自利者，其脉当微厥，今反和者，此为内实，属承气汤证。

伤寒八九日，下之，胸满烦惊，小便不利，谵语，一身不可转侧，属柴胡加龙骨牡蛎汤。

火逆，下之，因烧针，烦躁，属桂枝甘草龙骨牡蛎汤。

太阳病，脉浮而动数，浮则为风，数则为热，动则为痛，数则为虚。头痛发热，微盗汗出，而反恶寒，其表未解。医反下之，动数则迟，头痛即眩，胃中空虚，客气动膈，短气躁烦，心中懊憹，阳气内陷，心下因坚，则为结胸，属大陷胸汤。若不结胸，但头汗出，其余无有，齐颈而还，小便不利，身必发黄。

伤寒五六日，呕而发热，柴胡汤证具，而以他药下之，柴胡证仍在，复与柴胡汤。此虽已下，不为逆也。必蒸蒸而振，却发热汗出而解。若心下满而坚痛者，此为结胸，属大陷胸汤。若但满而不痛者，此为痞，柴胡复不中与也，属半夏泻心汤。

本以下之故，心下痞，与之泻心，其痞不解，其人渴而口燥，小便不利者，属五苓散。一方言：忍之一日，乃愈。

伤寒中风，医反下之，其人下利，日数十行，谷不化，腹中雷鸣，心下痞坚而满，干呕而烦，不能得安。医见心下痞，为病不尽，复重下之，其痞益甚。此非结热，但胃中虚，客气上逆，故使之坚，属甘草泻心汤。

伤寒，服汤药而下利不止，心下痞坚，服泻心汤已，后以他药下之，利不止。医以理中与之，利益甚。理中，理中焦，此利在下焦，属赤石脂禹余粮汤。若不止者，当利其小便。

太阳病，外证未除，而数下之，遂挟热而利不止，心下痞坚，表里不解，属桂枝人参汤。

伤寒吐后，腹满者，与承气汤。

病者无表里证，发热七八日，脉虽浮数者，可下之。假令下已，脉数不解，今热则消谷喜饥，至六七日不大便者，有瘀血，属抵当汤。若脉数不解而不止，必夹热，便脓血。

太阳病，医反下之，因腹满时痛，为属太阴，属桂枝加芍药汤；大实痛，属桂枝加大黄汤。

伤寒六七日，其人大下后，脉沉迟，手足厥逆，下部脉不至，喉咽不利，唾脓血，泄利不止，为难治，属麻黄升麻汤。

伤寒，本自寒下，医复吐下之，寒格，更遂吐，食入即出，属干姜黄芩黄连人参汤。

病可温证第九

大法，冬宜服温热药及灸。

师曰：病发热头痛，脉反沉，若不瘥，身体更疼痛，当救其里，宜温药，四逆汤。

下利，腹满，身体疼痛，先温其里，宜四逆汤。

自利，不渴者，属太阴，其脏有寒故也，当温之，宜四逆辈。

少阴病，其人饮食入则吐，心中温温欲吐，复不能吐。始得之，手足寒，脉弦迟。若膈上有寒饮，干呕者，不可吐，当温之，宜四逆汤。

少阴病，脉沉者，急当温之，宜四逆汤。

下利，欲食者，就当温之。

下利，脉迟紧，为痛未欲止，当温之。得冷者满，而便肠垢。

下利，其脉浮大，此为虚，以强下之故也。设脉浮革，因尔肠鸣，当温之，宜当归四逆汤。

少阴病，下利，脉微涩者，即呕，汗出，必数更衣，反少，当温之。

伤寒，医下之，续得下利，清谷不止，身体疼痛，急当救里，宜温之，以四逆汤。

病不可灸证第十

微数之脉，慎不可灸，因火为邪，则为烦逆，追虚逐实，血散脉中，火气虽微，内攻有力，焦骨伤筋，血难复也。

脉浮，当以汗解，而反灸之，邪无从去，因火而盛，病从腰以下必当重而痹，此为火逆。若欲自解，当先烦，烦乃有汗，随汗而解。何以知之？脉浮，故知汗出当解。

脉浮，热甚，而灸之，此为实。实以虚治，因火而动，咽燥，必唾血。

病可灸证第十一

烧针令其汗，针处被寒，核起而赤者，必发贲豚，气从少腹上撞者，灸其核上一壮，与桂枝加桂汤。

少阴病，得之一二日，口中和，其背恶寒者，当灸之。

少阴病，其人吐利，手足不逆，反发热，不死；脉不至者，灸其少阴七壮。

少阴病，下利，脉微涩者，即呕，汗出，必数更衣，反少，当温其上，灸之。

诸下利，皆可灸足大都五壮，商丘、阴陵泉皆三壮。

下利，手足厥，无脉，灸之不温，反微喘者，死。少阴负趺阳者，为顺也。

伤寒六七日，其脉微，手足厥，烦躁，灸其厥阴，厥不还者，死。

伤寒，脉促，手足厥逆，可灸之，为可灸少阴、厥阴，主四逆。

病不可刺证第十二

大怒无刺，已刺无怒。新内无刺，已刺无内。大劳无刺，已刺无劳。大醉无刺，已刺无醉。大饱无刺，已刺无饱。大饥无刺，已刺无饥。大渴无刺，已刺无渴。

无刺大惊，无刺之热，无刺漉漉之汗，无刺浑浑之脉。

身热甚，阴阳皆争者，勿刺也。其可刺者，急取之，不汗则泄。所谓勿刺者，有死征也。

无刺病与脉相逆者。

上工刺未生，其次刺未盛，其次刺已衰。粗工逆此，谓之伐形。

病可刺证第十三

太阳病，头痛，至七日，自当愈，其经竟故也。若欲作再经者，当针足阳明，使经不传则愈。

太阳病，初服桂枝汤，而反烦不解者，当先刺风池、风府，乃却与桂枝汤则愈。

伤寒，腹满而谵语，寸口脉浮而紧者，此为肝乘脾，名纵，当刺期门。

伤寒，发热，啬啬恶寒，其人大渴，欲饮酢浆者，其腹必满，而自汗出，小便利，其病欲解，此为肝乘肺，名曰横，当刺期门。

阳明病，下血而谵语，此为热入血室，但头汗出者，当刺期门，随其实而泻之，濈然汗出者，则愈。

妇人中风，发热恶寒，经水适来，得之七八日，热除，脉迟，身凉，胸胁下满，如结胸状，其人谵语，此为热入血室，当刺期门，随其虚实而取之。

太阳与少阳并病，头痛，颈项强而眩，时如结胸，心下痞坚，当刺大杼第一间、肺俞、肝俞。慎不可发汗，发汗则谵语，谵语则脉弦，谵语五日不止，当刺期门。

少阴病，下利，便脓血者，可刺。

妇人伤寒，怀身腹满，不得小便，加从腰以下重，如有水气状。怀身七月，太阴当养不养，此心气实，当刺泻劳宫及关元，小便利则愈。

伤寒，喉痹，刺手少阴。少阴在腕，当小指后动脉是也。针入三分，补之。

问曰：病有汗出而身热烦满，烦满不为汗解者何？对曰：汗出而身热者，风也；汗出而烦满不解者，厥也。病名曰风厥也。太阳主气，故先受邪，少阴与为表里也，得热则上从之，从之则厥。治之，表里刺之，饮之汤。

热病三日，气口静，人迎躁者，取之诸阳五十九刺，以泻其热而出其汗，实其阴以补其不足。所谓五十九刺者，两手外内侧各三，凡十二痏；五指间各一，凡八痏；足亦如是；头入发一寸傍三分，各三，凡六痏；更入发三寸，边各五，凡十痏；耳前后、口下、项中各一，凡六痏；巅上一。

热病，先肤痛，窒鼻，充面，取之皮，以第一针，五十九。苛菌为轸鼻，索皮于肺，不得，索之火。火，心也。

热病，嗌干，多饮，善惊，卧不能安，取之肤肉，以第六针，五十九。目赤，索肉于脾，不得，索之木。木，肝也。

热病而胸胁痛，手足躁，取之筋间，以第四针，针于四达。筋躄目浸，索筋于肝，不得，索之金。金，肺也。

热病数惊，瘛疭而狂，取之脉，以第四针，急泻有余者。癫疾，毛发去，索血于心，不得，索之水。水，肾也。

热病而身重骨痛，耳聋而好瞑，取之骨，以第四针，五十九。骨病，不食，啮齿，耳清，索骨于肾，不得，索之土。土，脾也。

热病，先身涩倚，烦闷，干唇嗌，取之以第一针，五十九。肤胀，口干，寒汗。

热病，头痛，颞颥目脉紧，善衄，厥热也，取之以第三针，视有余、不足。寒热病。

热病，体重，肠中热，取之以第四针，于其输及下诸指间，索气于胃络得气也。

热病，挟脐痛急，胸胁支满，取之涌泉与太阴、阳明，以第四针，针嗌里。

热病而汗且出，反脉顺，可汗者，取之鱼际、太渊、大都、太白，泻之则热去，补之则汗出。汗出太甚者，取踝上横纹以止之。

热病七日八日，脉口动，喘而眩者，急刺之。汗且自出，浅刺手大指间。

热病，先胸胁痛，手足躁，刺足少阳，补手太阴；病甚，为五十九刺。

热病，先手臂痛，刺手阳明、太阴而汗出止。

热病，始于头首者，刺项太阳而汗出止。

热病，先身重骨痛，耳聋目瞑，刺足少阴；病甚，为五十九刺。

热病，先眩冒而热，胸胁满，刺足少阴、少阳。

热病，始足胫者，先取足阳明而汗出。

病不可水证第十四

发汗后，饮水多者必喘，以水灌之亦喘。

伤寒，大吐、大下之，极虚，复极汗者，其人外气怫郁，复与之水，以发其汗，因得哕。所以然者，胃中寒冷故也。

阳明病，潮热，微坚，可与承气汤；不坚，勿与之。若不大便六七日，恐有燥屎，欲知之法，可与小承气汤。若腹中不转矢气者，此为但头坚后溏，不可攻之。攻之必腹满，不能食，欲饮水者，即哕。

阳明病，若胃中虚冷，其人不能食，饮水即哕。

下利，其脉浮大，此为虚，以强下之故也。设脉浮革，因尔肠鸣，当温之，与水即哕。

病在阳，当以汗解，而反以水潠之，若灌之，其热却不得去，益烦，皮上粟起，意欲饮水，反不渴，宜文蛤散；若不瘥，与五苓散。若寒实结胸，无热证者，与三物小陷胸汤，白散亦可。身热皮粟不解，欲引衣自覆，若以水潠之洗之，益令热却不得出，当汗而不汗，即烦。假令汗出已，腹中痛，与芍药三两，如上法。

寸口脉浮大，医反下之，此为大逆。浮即无血，大即为寒，寒气相搏，即为肠鸣。医乃不知，而反饮水，令汗大出，水得寒气，冷必相搏，其人即噎。

寸口脉濡而弱，濡即恶寒，弱即发热，濡弱相搏，脏气衰微，胸中苦烦。此非结热，而反薄居水渍布，冷铫贴之，阳气遂微，诸腑无所依，阴脉凝聚，结在心下而不肯移，胃中虚冷，水谷不化，小便纵通，复不能多，微则可救，聚寒心下，当奈何也。

病可水证第十五

太阳病，发汗后，若大汗出，胃中干燥，烦不得眠，其人欲饮水，当稍饮之，令胃中和则愈。

厥阴病，渴欲饮水者，与水饮之即愈。

太阳病，寸口缓，关上小浮，尺中弱，其人发热而汗出，复恶寒，不呕，但心下痞者，此为医下也。若不下，其人复不恶寒而渴者，为转属阳明。小便数者，大便即坚，不更衣十日，无所苦也。欲饮水者，但与之，当以法救渴，宜五苓散。

寸口脉洪而大，数而滑，洪大则荣气长，滑数则胃气实，荣长则阳盛，怫郁不得出身，胃实则坚难，大便则干燥，三焦闭塞，津液不通。医发其汗，阳盛不周，复重下之，胃燥热畜，大便遂摈，小便不利，荣卫相搏，心烦发热，两眼如火，鼻干面赤，舌燥齿黄焦，故大渴。过经成坏病，针药所不能制，与水灌枯槁，阳气微散，身寒温衣覆，汗出表里通，然其病即除。形脉多不同，此愈非法治，但医所当慎，妄犯伤荣卫。

霍乱而头痛发热，身体疼痛，热多欲饮水，属五苓散。呕吐而病在膈上，后必思水者，急与猪苓散，饮之水亦得也。

病不可火证第十六

太阳中风，以火劫发其汗，邪风被火热，血气流洗，失其常度，两阳相熏灼，其身发黄。阳盛则欲衄，阴虚小便难，阴阳俱虚竭，身体则枯燥，但头汗出，齐颈而还，腹满而微喘，口干咽烂，或不大便，久则谵语，甚者至哕，手足躁扰，循衣摸床，小便利者，其人可治。

太阳病，医发其汗，遂发热而恶寒，复下之，则心下痞，此表里俱虚，阴阳气并竭，无阳则阴独，复加火针，因而烦，面色青黄，肤瞤，如此者，为难治。今色微黄，手足温者愈。

伤寒，加温针，必惊。

阳脉浮，阴脉弱，则血虚，血虚则筋伤。其脉沉者，荣气微也；其脉浮，而汗出如流珠者，卫气衰也。荣气微，加烧针，血留不行，更发热而躁烦也。

伤寒，脉浮，而医以火迫劫之，亡阳，惊狂，卧起不安，属桂枝去芍药加蜀漆牡蛎龙骨救逆汤。

问曰：得病十五、十六日，身体黄，下利，狂欲走。师脉之，言"当下清血如豚肝，乃愈"，后如师言，何以知之？

师曰：寸口脉，阳浮阴濡弱，阳浮则为风，阴濡弱为少血，浮虚受风，少血发热，恶寒洒淅，项强头眩。医加火熏，郁令汗出，恶寒遂甚，客热因火而发，怫郁蒸肌肤，身目为黄，小便微难，短气，从鼻出血；而复下之，胃无津液，泄利遂不止，热瘀在膀胱，畜结成积聚，状如豚肝，当下未下，心乱迷愦，狂走赴水，不能自制。畜血若去，目明心了。此皆医所为，无他祸患，微轻得愈，极者不治。

伤寒，其脉不弦紧而弱者，必渴，被火必谵言。弱者发热，脉浮，解之，当汗出愈。

太阳病，以火熏之，不得汗，其人必躁，到经不解，必有清血。

阳明病，被火，额上微汗出，而小便不利，必发黄。

阳明病，其脉浮紧，咽干口苦，腹满而喘，发热汗出，而不恶寒，反偏恶热，其身体重，发其汗则躁，心愦愦而反谵语。加温针，必怵惕，又烦躁不得眠。

少阴病，咳而下利，谵语，是为被火气劫故也，少便必难，为强责少阴汗出。

太阳病二日，而烧瓦熨其背，大汗出，火气入胃，胃中竭燥，必发谵语，十余日振而反汗出者，此为欲解。其汗从腰以下不得汗，其人欲小便，反不得，呕欲失溲，足下恶风，大便坚者，小便当数，而反不数及多，便已，其头卓然而痛，其人足心必热，谷气下流故也。

病可火证第十七

下利，谷道中痛，当温之以火，宜熬末盐熨之。一方，炙枳实熨之。

热病阴阳交并少阴厥逆阴阳竭尽生死证第十八

问曰：温病，汗出辄复热，而脉躁疾，不为汗衰，狂言，不能食，病名为何？对曰：名曰阴阳交。交者死。人所以汗出者，生于谷，谷生于精。今邪气交争于骨肉而得汗者，是邪却而精胜，精胜则当能食而不复热。热者，邪气也；汗者，精气也。今汗出而辄复热者，邪胜也；不能食者，精无俾也；汗而热留者，寿可立而倾也。

夫汗出而脉尚躁盛者死。此今脉不与汗相应，此不胜其病也。狂言者，是失志，失志者死。有三死，不见一生，虽愈，必死。

热病，已得汗而脉尚躁盛，此阳脉之极也，死；其得汗而脉静者，生也。

热病，脉尚躁盛而不得汗者，此阳脉之极也，死；脉躁盛，得汗者，生也。

热病，已得汗而脉尚躁，喘且复热，勿肤刺，喘甚者死。

热病，阴阳交者死。

热病，烦已而汗，脉当静。

太阳病，脉反躁盛者，是阴阳交，死；复得汗，脉静者，生。

热病，阴阳交者，热烦身躁，太阴、寸口脉两冲尚躁盛，是阴阳交，死；得汗，脉静者，生。

热病，阳进阴退，头独汗出，死；阴进阳退，腰以下至足汗出，亦死；阴阳俱进，汗出已，热如故，亦死；阴阳俱退，汗出已，寒栗不止，鼻口气冷，亦死。

热病，所谓并阴者，热病已得汗，因得泄，是谓并阴，故治。

热病，所谓并阳者，热病已得汗，脉尚躁盛，大热，汗之，虽不汗出，若衄，是谓并阳，故治。

上，热病并阴阳部。

少阴病，恶寒，蜷而利，手足逆者，不治。

少阴病，下利止而眩，时时自冒者，死。

少阴病，其人吐利，躁逆者，死。

少阴病，四逆，恶寒而蜷，其脉不至，其人不烦而躁者，死。

少阴病六七日，其人息高者，死。

少阴病，脉微细沉，但欲卧，汗出不烦，自欲吐，五六日自利，复烦躁，不得卧寐者，死。

少阴病，下利，若利止，恶寒而蜷，手足温者，可治。

少阴病，恶寒而蜷，时时自烦，欲去其衣被者，可治。

少阴病，下利止，厥逆无脉，干烦，服汤药，其脉暴出者，死；微续者，生。

上，少阴部。

伤寒六七日，其脉微，手足厥，烦躁，灸其厥阴，厥不还者，死。

伤寒，下利，厥逆，躁不能卧者，死。

伤寒，发热，下利，至厥不止者，死。

伤寒，厥逆，六七日不利，便发热而利者，生；其人汗出，利不止者，死，但有阴无阳故也。

伤寒五六日，不结胸，腹濡，脉虚，复厥者，不可下。下之，亡血，死。

伤寒，发热而厥，七日下利者，为难治。

上，厥逆部。

热病，不知所痛，不能自收，口干，阳热甚，阴颇有寒者，热在髓，死不治。

热病在肾，令人渴，口干，舌焦黄赤，昼夜欲饮不止，腹大而胀，尚不厌饮，目无精光，死不治。

脾伤，即中风，阴阳气别离，阴不从阳，故以三分候其死生。

伤寒，咳逆上气，其脉散者死，谓其人形损故也。

伤寒，下利，日十余行，其人脉反实者，死。

病者胁下素有痞，而不在脐旁，痛引少腹，入阴挟阴筋，此为脏结，死。

夫实则谵语，虚则郑声。郑声者，重语是也。直视，谵语，喘满者，死。若下利者，亦死。

结胸证悉具而躁者，死。

吐舌下卷者，死。唾如胶者，难解。舌头四边徐有津液，此为欲解。病者至经，上唇有色，脉自和，为欲解；色急者，未解。

上，阴阳竭尽部。

重实重虚阴阳相附生死证第十九

问曰：何谓虚实？对曰：邪气盛则实，精气夺则虚。重实者，肉大热，病气热，脉满，是谓重实。

问曰：经络俱实，何如？对曰：经络皆实，是寸脉急而尺缓也，皆当俱治。故曰滑则顺，涩则逆。夫虚实者，皆从其物类始，五脏骨肉滑利，可以长久。寒气暴上，脉满实，实而滑，顺则生；实而涩，逆则死。形尽满，脉急大坚，尺满而不应，顺则生，逆则死。所谓顺者，手足温；所谓逆者，手足寒也。

问曰：何谓重虚？对曰：脉虚，气虚，尺虚，是谓重虚也。所谓气虚者，言无常也；尺虚者，行步匡然也；脉虚者，不象阴也。如此者，滑则生，涩则死。气虚者，肺虚也；气逆者，足寒也。非其时则生，当其时则死。余脏皆如此也。脉实满，手足寒，头热者，春秋则生，冬夏则死。脉浮而涩，涩而身有热者，死。络气不足，经气有余，脉热而尺寒，秋冬为逆，春夏为顺。经虚络满者，尺热满而寒涩，春夏死，秋冬生。络满经虚，灸阴刺阳；经满络虚，刺阴灸阳。

问曰：秋冬无极阴，春夏无极阳，何谓也？

对曰：无极阳者，春夏无数虚阳明，阳明虚则狂；无极阴者，秋冬无数虚太阴，太阴虚则死。

上，重实重虚部。

热病，所谓阳附阴者，腰以下至足热，腰以上寒，阴气下争，还心腹满者，死；所谓阴附阳者，腰以上至头热，腰以下寒，阳气上争，还得汗者，生。

热病生死期日证第二十

太阳之脉，色荣颧骨，热病也。荣未夭，曰今且得汗，待时自已。与厥阴脉争见者，死期不过三日。其热病气内连肾。

少阳之脉，色荣颊前，热病也。荣未夭，曰今且得汗，待时自已。与少阴脉争见者，死期不过三日。

热病七八日，脉微小，病者溲血，口中干，一日半而死；脉代者，一日死。

热病七八日，脉不躁喘，不数，后三日中有汗，三日不汗，四日死。未曾汗，勿肤刺。

热病三四日，脉不喘，其动均者，身虽烦热，今自得汗，生。传曰：始腑入脏，终阴复还阳，故得汗。

热病七八日，脉不喘，其动均者，生。微热在阳不入阴，今自汗也。

热病七八日，脉不喘，动数均者，病当喑，期三日，不得汗，四日死。

热病，身面尽黄而肿，心热，口干，舌卷，焦黄黑，身麻臭，伏毒伤肺，中脾者死。

热病，瘈疭，狂言，不得汗，瘈疭不止，伏毒伤肝，中胆者死。

热病，汗不出，出不至足，呕胆，吐血，善惊，不得卧，伏毒在肝，腑足少阳者死。

热病十逆死证第二十一

热病，腹满胀，身热者，不得大小便，脉涩小疾，一逆见，死。

热病，肠鸣腹满，四肢清，泄注，脉浮大而洪不已，二逆见，死。

热病，大衄不止，腹中痛，脉浮大绝，喘而短气，三逆见，死。

热病，呕且便血，夺形肉，身热甚，脉绝动疾，四逆见，死。

热病，咳喘，悸眩，身热，脉小疾，夺形肉，五逆见，死。

热病，腹大而胀，四肢清，夺形肉，短气，六逆见，一旬内死。

热病，腹胀便血，脉大，时时小绝，汗出而喘，口干舌焦，视不见人，七逆见，一旬死。

热病，身热甚，脉转小，咳而便血，目眶陷，妄言，手循衣缝，口干，躁扰不得卧，八逆见，一时死。

热病，瘛疭，狂走，不能食，腹满，胸痛，引腰脐背，呕血，九逆见，一时死。

热病，呕血，喘咳，烦满，身黄，其腹鼓胀，泄不止，脉绝，十逆见，一时死。

热病五脏气绝死日证第二十二

热病，肺气绝，喘逆，咳唾血，手足腹肿，面黄，振栗，不能言语，死。魄与皮毛俱去，故肺先死。丙日笃，丁日死。

热病，脾气绝，头痛，呕宿汁，不得食，呕逆吐血，水浆不得入，狂言谵语，腹大满，四肢不收，意不乐，死。脉与肉气俱去，故脾先死。甲日笃，乙日死。

热病，心主气绝，烦满，骨痛，嗌肿，不可咽，欲咳不能咳，歌哭而笑，死。神与荣脉俱去，故心先死。壬日笃，癸日死。

热病，肝气绝，僵仆，足不安地，呕血，恐惧，洒淅恶寒，血妄出，遗屎溺，死。魂与筋血俱去，故肝先死。庚日笃，辛日死。

热病，肾气绝，喘悸，吐逆，肿疽，尻痛，目视不明，骨痛，短气，喘满，汗出如珠，死。精与骨髓俱去，故肾先死。戊日笃，己日死。

故外见瞳子青小，爪甲枯，发堕，身涩，齿挺而垢，人皮面厚尘黑，咳而唾血，渴欲数饮，大满，此五脏绝表病也。

热病至脉死日证第二十三

热病，脉四至，三日死。脉四至者，平人一至，病人脉四至也。

热病，脉五至，一日死；时一大至，半日死；忽忽闷乱者，死。

热病，脉六至，半日死；忽急疾大至，有顷死。

热病脉损日死证第二十四

热病脉，四损，三日死。所谓四损者，平人四至，病人脉一至，名曰四损。

热病脉，五损，一日死。所谓五损者，平人五至，病人脉一至，名曰五损。

热病脉，六损，一时死。所谓六损者，平人六至，病人脉一至，名曰六损。若绝不至，或久乃至，立死。

卷
八

平卒尸厥脉证第一

寸口沉大而滑，沉则为实，滑则为气，实气相搏，血气入于脏即死，入于腑即愈，此为卒厥。不知人，唇青身冷，为入脏，即死；如身温和，汗自出，为入腑，而复自愈。

平痓湿暍脉证第二

太阳病，发热无汗，而反恶寒者，名刚痓。

太阳病，发热汗出，而不恶寒者，名柔痓。

太阳病，发热，其脉沉而细者，为痓。

太阳病，发其汗，因致痓。

病者身热足寒，颈项强急，恶寒，时头热面赤，目脉赤，独头动摇者，为痓。

太阳病，无汗，而小便反少，气上冲胸，口噤不得语，欲作刚痓，葛根汤主之。

刚痓为病，胸满口噤，卧不着席，脚挛急，其人必龂齿，可与大承气汤。

痓病，发其汗已，其脉浛浛如蛇，暴腹胀大者，为欲解；脉如故，反伏弦者，必痓。

痓脉来，按之筑筑而弦，直上下行。

痓家，其脉伏坚，直上下。

夫风病，下之则痓；复发其汗，必拘急。

太阳病，其证备，身体强，几几然，脉沉迟，此为痓，栝蒌桂枝汤主之。

痓病，有灸疮，难疗。

疮家，虽身疼痛，不可发其汗，汗出则痓。

太阳病，关节疼烦，脉沉而缓者，为中湿。

病者一身尽疼，发热，日晡即剧，此为风湿，汗出所致也。

湿家之为病，一身尽疼，发热，而身色熏黄也。

湿家之为病，其人但头汗出而背强，欲得被覆向火。若下之早，则哕，或胸满，小便利，舌上如苔。此为丹田有热，胸上有寒，渴欲饮而不能饮，则口燥也。

湿家下之，额上汗出，微喘，小便利者，死；若下利不止者，亦死。

问曰：风湿相搏，身体疼痛，法当汗出而解。值天阴雨不止，师云"此可发汗"，而其病不愈者，何也？答曰：发其汗，汗大出者，但风气去，湿气续在，是故不愈。若治风湿者，发其汗，微微似欲出汗者，则风湿俱去也。

湿家身烦疼，可与麻黄汤加术四两，发其汗为宜，慎不可以火攻之。

风湿，脉浮，身重，汗出恶风者，防己汤主之。

病人喘，头痛，鼻塞而烦，其脉大，自能饮食，腹中和无病，病在头中寒湿，故鼻塞，内药鼻中即愈。

伤寒八九日，风湿相搏，身体疼痛，不能自转侧，不呕不渴，脉浮虚而涩者，桂枝附子汤主之。若其人大便硬，小便自利者，术附子汤主之。

风湿相搏，骨节疼烦，掣痛不得屈伸，近之则痛剧，汗出短气，小便不利，恶风不欲去衣，或身微肿者，甘草附子汤主之。

太阳中热，暍是也。其人汗出恶寒，身热而渴也，白虎汤主之。

太阳中暍，身热疼重，而脉微弱，此以夏月伤冷水，水行皮肤中所致也，瓜蒂汤主之。

太阳中暍，发热恶寒，身重而疼痛，其脉弦细芤迟，小便已洒洒然毛耸，手足逆冷，小有劳，身热，口开，前板齿燥。若发其汗，恶寒则甚；加温针，则发热益甚；数下之，淋复甚。

平阳毒阴毒百合狐惑脉证第三

阳毒为病，身重，腰背痛，烦闷不安，狂言，或走，或见鬼，或吐血下痢，其脉浮大数，面赤斑斑如锦文，喉咽痛，唾脓血，五日可治，至七日不可治也。有伤寒一二日便成阳毒，或服药吐下后变成阳毒，升麻汤主之。

阴毒为病，身重背强，腹中绞痛，咽喉不利，毒气攻心，心下坚强，短气不得息，呕逆，唇青面黑，四肢厥冷，其脉沉细紧数，身如被打，五六日可治，至七日不可治也。或伤寒初病一二日，便结成阴毒；或服药六七日以上至十日，变成阴毒，甘草汤主之。

百合之为病，其状常默默欲卧，复不能卧，或如强健人，欲得出行，而复不能行，意欲得食，复不能食，或有美时，或有不用闻饮食臭时，如寒无寒，如热无热，朝至口苦，小便赤黄，身形如和，其脉微数，百脉一宗，悉病，各随证治之。

百合病，见于阴者，以阳法救之；见于阳者，以阴法救之。见阳攻阴，复发其汗，此为逆，其病难治；见阴攻阳，乃复下之，此亦为逆，其病难治。

狐惑为病，其气如伤寒，默默欲眠，目不得闭，卧起不安，蚀于喉为惑，蚀于阴为狐。

狐惑之病，并不欲饮食，恶闻食臭，其面目乍赤、乍白、乍黑。其毒蚀于上者，则声喝；其毒蚀于下部者，咽干。蚀于上部，泻心汤主之；蚀于下部，苦参汤淹洗之；蚀于肛者，雄黄熏之。

其人脉数，无热，微烦，默默欲卧，汗出，初得三四日，目赤如鸠眼，得之七八日，目四眦黄黑，若能食者，脓已成也，赤小豆当归散主之。

病人或从呼吸上蚀其咽，或从下焦蚀其肛阴，蚀上为惑，蚀下为狐。狐惑病者，猪苓散主之。

平霍乱转筋脉证第四

问曰：病有霍乱者何？师曰：呕吐而利，此为霍乱。

问曰：病者发热，头痛，身体疼，恶寒，而复吐利，当属何病？师曰：当为霍乱。霍乱，吐利止，而复发热也。伤寒，其脉微涩，本是霍乱，今是伤寒，却四五日，至阴经上，转入阴，必吐利。

转筋为病，其人臂脚直，脉上下行，微弦，转筋入腹，鸡屎白散主之。

平中风历节脉证第五

夫风之为病，当半身不遂，或但臂不遂者，此为痹。脉微而数，中风使然。头痛，脉滑者，中风，风脉虚弱也。

寸口脉浮而紧，紧则为寒，浮则为虚，虚寒相搏，邪在皮肤。浮者血虚，络脉空虚，贼邪不泻，或左或右，邪气反缓，正气则急，正气引邪，喝僻不遂。邪在于络，肌肤不仁；邪在于经，则重不胜；邪入于腑，则不识人；邪入于脏，舌即难言，口吐淤涎。

寸口脉迟而缓，迟则为寒，缓则为虚，荣缓则为亡血，卫迟则为中风。邪气中经，则身痒而瘾疹。心气不足，邪气入中，则胸满而短气。

趺阳脉浮而滑，滑则谷气实，浮则汗自出。

少阴脉浮而弱，弱则血不足，浮则为风，风血相搏，则疼痛如掣。

盛人脉涩小，短气，自汗出，历节疼，不可屈伸，此皆饮酒汗出当风所致也。

寸口脉沉而弱，沉则主骨，弱则主筋；沉则为肾，弱则为肝。汗出入水中，如水伤心，历节黄汗出，故曰历节也。

味酸则伤筋，筋伤则缓，名曰泄。咸则伤骨，骨伤则痿，名曰枯。枯泄相搏，名曰断泄。荣气不通，卫不独行，荣卫俱微，三焦无所御，四属断绝，身体羸瘦，独足肿大，黄汗出，胫冷，假令发热，便为历节也。

病历节，疼痛不可屈伸，乌头汤主之。

诸肢节疼痛，身体尪羸，脚肿如脱，头眩短气，温温欲吐，桂枝芍药知母汤主之。

平血痹虚劳脉证第六

问曰：血痹从何得之？

师曰：夫尊荣人，骨弱肌肤盛，重因疲劳汗出，卧不时动摇，加被微风，遂得之。形如风状，但以脉自微涩，在寸口、关上小紧，宜针引阳气，令脉和紧去则愈。

血痹，阴阳俱微，寸口、关上微，尺中小紧，外证身体不仁，如风状，黄芪桂枝五物汤主之。

夫欲治病，当先知其证何趣，乃当攻之耳。

男子平人脉大为劳，极虚亦为劳。

男子劳之为病，其脉浮大，手足暖，春夏剧，秋冬瘥，阴寒精自出，酸削不能行，少腹虚满。

人年五十、六十，其病脉大者，痹挟背行，苦肠鸣，马刀侠瘿者，皆为劳得之。

男子平人脉虚弱细微者，喜盗汗出也。

男子面色薄者，主渴及亡血。卒喘悸，其脉浮者，里虚也。

男子脉虚沉弦，无寒热，短气，里急，小便不利，面色白，时时目瞑，此人喜衄，少腹满，此为劳使之然。

男子脉微弱而涩，为无子，精气清冷。

夫失精家，少腹弦急，阴头寒，目眩痛，发落，脉极虚芤迟，为清谷、亡血、失精。

脉得诸芤动微紧，男子失精，女子梦交通，桂枝加龙骨牡蛎汤主之。

脉沉小迟，名脱气，其人疾行则喘喝，手足逆寒，腹满，甚则溏泄，食不消化也。

脉弦而大，弦则为减，大则为芤，减则为寒，芤则为虚，寒虚相搏，此名为革。妇人则半产、漏下，男子则亡血、失精。

平消渴小便利淋脉证第七

师曰：厥阴之为病，消渴，气上冲心，心中疼热，饥而不欲食，食即吐，下之不肯止。

寸口脉浮而迟，浮则为虚，迟则为劳，虚则卫气不足，迟则荣气竭。

趺阳脉浮而数，浮则为气，数则消谷而紧，气盛则溲数，溲数则紧，紧数相搏，则为消渴。

男子消渴，小便反多，以饮一斗，小便一斗，肾气丸主之。

师曰：热在下焦则溺血，亦令人淋闭不通。

淋之为病，小便如粟状，少腹弦急，痛引脐中。

寸口脉细而数，数则为热，细则为寒，数为强吐。

趺阳脉数，胃中有热，则消谷引食，大便必坚，小便则数。

少阴脉数，妇人则阴中生疮，男子则气淋。

淋家不可发汗，发汗则必便血。

平水气黄汗气分脉证第八

师曰：病有风水，有皮水，有正水，有石水，有黄汗。风水，其脉自浮，外证骨节疼痛，其人恶风。皮水，其脉亦浮，外证胕肿，按之没指，不恶风，其腹如鼓，不渴，当发其汗。正水，其脉沉迟，外证自喘。石水，其脉自沉，外证腹满，不喘。黄汗，其脉沉迟，身体发热，胸满，四肢、头面肿，久不愈，必致痈脓。

脉浮而洪，浮则为风，洪则为气，风气相搏，风强则为瘾疹，身体为痒，痒为泄风，久为痂癞；气强则为水，难以俯仰；风气相击，身体洪肿，汗出乃愈。恶风则虚，此为风水；不恶风者，小便通利，上焦有寒，其口多涎，此为黄汗。

寸口脉沉滑者，中有水气，面目肿大有热，名曰风水。视人之目裹上微拥，如新卧起状，其颈脉动，时时咳，按其手足上，陷而不起者，风水。

太阳病，脉浮而紧，法当骨节疼痛而反不疼，身体反重而酸，其人不渴，汗出即愈，此为风水。恶寒者，此为极虚，发汗得之。渴而不恶寒者，此为皮水。身肿而冷，状如周痹，胸中窒，不能食，反聚痛，暮躁不眠，此为黄汗。痛在骨节，咳而喘，不渴者，此为脾胀，其形如肿，发汗即愈。然诸病此者，渴而下利，小便数者，皆不可发汗。

风水，其脉浮，浮为在表，其人能食，头痛汗出，表无他病，病者言但下重，故从腰以上为和，腰以下当肿及阴，难以屈伸，防己黄芪汤主之。

风水，恶风，一身悉肿，脉浮，不渴，续自汗出，而无大热者，越婢汤主之。

师曰：里水者，一身面目洪肿，其脉沉。小便不利，故令病水。假如小便自利，亡津液，故令渴也。越婢加术汤主之。

皮水之为病，四肢肿，水气在皮肤中，四肢聂聂动者，防己茯苓汤主之。

趺阳脉当伏，今反紧，本自有寒，疝瘕，腹中痛，医反下之，下之则胸满短气。

趺阳脉当伏，今反数，本自有热，消谷，小便数，今反不利，此欲作水。

寸口脉浮而迟，浮脉热，迟脉潜，热潜相抟，名曰沉。趺阳脉浮而数，浮脉热，数脉止，热止相抟，名曰伏。沉伏相抟，名曰水。沉则络脉虚，伏则小便难，虚难相抟，水走皮肤，则为水矣。

寸口脉弦而紧，弦则卫气不行，卫气不行则恶寒，水不沾流，走在肠间。

少阴脉紧而沉，紧则为痛，沉则为水，小便即难。

师曰：脉得诸沉者，当责有水，身体肿重，水病脉出者，死。

夫水病人，目下有卧蚕，面目鲜泽，脉伏，其人消渴，病水腹大，小便不利，其脉沉绝者，有水，可下之。

问曰：病下利后，渴饮水，小便不利，腹满因肿者，何也？答曰：此法当病水。若小便自利及汗出者，自当愈。

水之为病，其脉沉小，属少阴。浮者为风，无水虚胀者为气。水，发其汗即已，沉者与附子麻黄汤，浮者与杏子汤。

心水者，其身重而少气，不得卧，烦而躁，其阴大肿。

肝水者，其腹大，不能自转侧，胁下、腹中痛，时时津液微生，小便续通。

肺水者，其身肿，小便难，时时鸭溏。

脾水者，其腹大，四肢苦重，津液不生，但苦少气，小便难。

肾水者，其腹大脐肿，腰痛不得溺，阴下湿如牛鼻上汗，其足逆冷，面反瘦。

师曰：诸有水者，腰以下肿，当利小便；腰以上肿，当发汗，乃愈。

师曰：寸口脉沉而迟，沉则为水，迟则为寒，寒水相抟，趺阳脉伏，水谷不化，脾气衰则鹜溏，胃气衰则身肿。少阳脉卑，少阴脉细，男子则小便不利，妇人则经水不通。经为血，血不利则为水，名曰血分。

问曰：病者若水，面目、身体、四肢皆肿，小便不利。师脉之，不言水，反言胸中痛，气上冲咽，状如炙肉，当微咳喘。审如师言，其脉何类？师曰：寸口脉沉而紧，沉为水，紧为寒，沉紧相搏，结在关元，始时当微，年盛不觉，阳衰之后，荣卫相干，阳损阴盛，结寒微动，紧气上冲，喉咽塞噎，胁下急痛。医以为留饮而大下之，气击不去，其病不除；后重吐之，胃家虚烦，咽燥欲饮水，小便不利，水谷不化，面目手足浮肿；又与葶苈丸下水，当时如小瘥，食饮过度，肿复如前，胸胁苦痛，象若奔豚，其水扬溢，则浮咳喘逆。当先攻击冲气令止，乃治咳，咳止，其喘自瘥。先治新病，病当在后。

黄汗之病，身体洪肿，发热，汗出而渴，状如风水，汗沾衣，色正黄如柏汁，其脉自沉。

问曰：黄汗之病，从何得之？师曰：以汗出入水中浴，水从汗孔入得之，黄芪芍药桂枝苦酒汤主之。

黄汗之病，两胫自冷；假令发热，此属历节。食已汗出，又身常暮卧盗汗出者，此劳气也。若汗出已，反发热者，久久其身必甲错。发热不止者，必生恶疮。若身重，汗出已辄轻者，久久必身𥆧，𥆧则胸中痛。又，从腰以上必汗出，下无汗，腰髋弛痛，如有物在皮中状；剧者，不能食，身疼重，烦躁，小便不利。此为黄汗，桂枝加黄芪汤主之。

寸口脉迟而涩，迟则为寒，涩为血不足。趺阳脉微而迟，微则为气，迟则为寒。寒气不足，则手足逆冷；手足逆冷，则荣卫不利；荣卫不利，则腹满胁鸣相逐，气转膀胱。荣卫俱劳，阳气不通则身冷，阴气不通则骨疼，阳前通则恶寒，阴前通则痹不仁。阴阳相得，其气乃行，大气一转，其气乃散，实则失气，虚则遗溺，名曰气分。

气分，心下坚，大如盘，边如旋杯，水饮所作，桂枝去芍药加麻黄细辛附子汤主之。

心下坚，大如盘，边如旋盘，水饮所作，枳实术汤主之。

平黄疸寒热疟脉证第九

凡黄候，其寸口脉近掌无脉，口鼻冷，并不可治。脉沉，渴欲饮水，小便不利者，皆发黄。

腹满，舌痿黄，躁不得睡，属黄家。

师曰：病黄疸，发热烦喘，胸满口燥者，以发病时，火劫其汗，两热所得。然黄家所得，从湿得之。一身尽发热而黄，肚热，热在里，当下之。

师曰：黄疸之病，当以十八日为期，治之十日以上，为瘥；反剧，为难治。

又曰：疸而渴者，其疸难治；疸而不渴者，其疸可治。发于阴部，其人必呕；发于阳部，其人振寒而发热也。

师曰：诸病黄家，但利其小便。假令脉浮，当以汗解之，宜桂枝加黄芪汤。又，男子黄，小便自利，当与小建中汤。

黄疸腹满，小便不利而赤，自汗出，此为表和里实，当下之，宜大黄黄柏栀子芒硝汤。

黄疸病，小便色不变，欲自利，腹满而喘，不可除热，热除必哕。哕者，小半夏汤主之。

夫病酒黄疸，必小便不利，其候心中热，足下热，是其证也。

心中懊憹而热，不能食，时欲吐，名曰酒疸。

酒黄疸者，或无热，靖言了了，腹满欲吐，鼻燥，其脉浮者，先吐之；沉弦者，先下之。

酒疸，心中热，欲吐者，吐之即愈。

酒疸，黄色，心下结热而烦。

酒疸，下之，久久为黑疸，目青面黑，中心如啖蒜齑状，大便正黑，皮肤爪之不仁，其脉浮弱，虽黑微黄，故知之。

寸口脉微而弱，微则恶寒，弱则发热。当发不发，骨节疼痛；当烦不烦，而极汗出。

趺阳脉缓而迟，胃气反强。少阴脉微，微则伤精，阴气寒冷，少阴不足，谷气反强，饱则烦满，满则发热，客热消谷，发已复饥，热则腹满，微则伤精，谷强则瘦，名曰谷寒热。

阳明病，脉迟者，食难用饱，饱则发烦，头眩者，必小便难，此欲作谷疸。虽下之，腹满如故。所以然者，脉迟故也。

师曰：寸口脉浮而缓，浮则为风，缓则为痹。痹非中风，四肢苦烦，脾色必黄，瘀热以行。

趺阳脉紧而数，数则为热，热则消谷；紧则为寒，食即满也。尺脉浮为伤肾，趺阳脉紧为伤脾。风寒相搏，食谷则眩，谷气不消，胃中苦浊，浊气下流，小便不通，阴被其寒，热流膀胱，身体尽黄，名曰谷疸。

额上黑，微汗出，手足中热，薄暮则发，膀胱急，小便自利，名曰女劳疸。腹如水状，不治。

黄家，日晡所发热，而反恶寒，此为女劳得之。膀胱急，少腹满，身尽黄，额上黑，足下热，因作黑疸。其腹胀如水状，大便必黑，时溏，此女劳之病，非水也。腹满者，难治。硝石矾石散主之。

夫疟脉自弦也，弦数者多热，弦迟者多寒。弦小紧者，可下之；弦迟者，可温药；若脉紧数者，可发汗，针灸之；浮大者，吐之；脉弦数者，风发也，以饮食消息止之。

疟病，结为癥瘕，名曰疟母，鳖甲煎丸主之。

疟但见热者，温疟也，其脉平，身无寒但热，骨节疼烦，时呕，朝发暮解，暮发朝解，名曰温疟，白虎加桂枝汤主之。

疟多寒者，牝疟也，蜀漆散主之。

平胸痹心痛短气贲豚脉证第十

师曰：夫脉当取太过与不及。阳微阴弦，则胸痹而痛，所以然者，责其极虚也。今阳虚，知在上焦；所以胸痹心痛者，以其脉阴弦故也。

胸痹之病，喘息咳唾，胸背痛，短气，寸口脉沉而迟，关上小紧数者，栝蒌薤白白酒汤主之。

平人无寒热，短气不足以息者，实也。

贲豚病者，从少腹起，上冲咽喉，发作时欲死复止，皆从惊得。其气上冲胸腹痛，及往来寒热，贲豚汤主之。

师曰：病有贲豚，有吐脓，有惊怖，有火邪，此四部病，皆从惊发得之。

平腹满寒疝宿食脉证第十一

跌阳脉微弦，法当腹满；不满者，必下部闭塞，大便难，两胠疼痛，此虚寒从下上也，当以温药服之。

病者腹满，按之不痛为虚，痛者为实，可下之。舌黄，未下者，下之，黄自去。腹满时减，减复如故，此为寒，当与温药。

跌阳脉紧而浮，紧则为痛，浮则为虚，虚则肠鸣，紧则坚满。

脉双弦而迟者，必心下坚。脉大而紧者，阳中有阴也，可下之。

病腹中满痛，为实，当下之。

腹满不减，减不足言，当下之。

病腹满，发热数十日，脉浮而数，饮食如故，厚朴三物汤主之。

腹满痛，厚朴七物汤主之。

寸口脉迟而缓，迟则为寒，缓即为气，气寒相抟，转绞而痛。

寸口脉迟而涩，迟为寒，涩为无血。

夫中寒家，喜欠，其人清涕出，发热，色和者，善嚏。

中寒，其人下利，以里虚也，欲嚏不能，此人肚中寒。

夫瘦人绕脐痛，必有风冷，谷气不行，而反下之，其气必冲；不冲者，心下则痞。

寸口脉弦者，则胁下拘急而痛，其人啬啬恶寒也。

寸口脉浮而滑，头中痛。跌阳脉缓而迟，缓则为寒，迟则为虚，虚寒相抟，则欲食温。假令食冷，则咽痛。

寸口脉微，尺中紧而涩，紧则为寒，微则为虚，涩则血不足，故知发汗而复下之也。紧在中央，知寒尚在，此本寒气，何为发汗复下之耶？

夫脉浮而紧，乃弦，状如弓弦，按之不移。脉数弦者，当下其寒。胁下偏痛，其脉紧弦，此寒也，以温药下之，宜大黄附子汤。

寸口脉弦而紧，弦则卫气不行，卫气不行则恶寒，紧则不欲食，弦紧相抟，此为寒疝。

趺阳脉浮而迟，浮则为风虚，迟则为寒疝，寒疝绕脐痛，若发则自汗出，手足厥寒，其脉沉弦者，大乌头汤主之。

问曰：人病有宿食，何以别之？师曰：寸口脉浮大，按之反涩，尺中亦微而涩，故知有宿食。

寸口脉紧如转索，左右无常者，有宿食。

寸口脉紧，即头痛风寒，或腹中有宿食不化。

脉滑而数者，实也，有宿食，当下之。

下利，不欲食者，有宿食，当下之。

大下后，六七日不大便，烦不解，腹满痛，此有燥屎也。所以然者，本有宿食故也。宿食在上管，当吐之。

平五脏积聚脉证第十二

问曰：病有积，有聚，有谷气，何谓也？

师曰：积者，脏病也，终不移；聚者，腑病也，发作有时，展转痛移，为可治；谷气者，胁下痛，按之则愈，愈复发为谷气。夫病已愈，不得复发，今病复发，即为谷气也。

诸积大法，脉来细而附骨者，乃积也。寸口，积在胸中；微出寸口，积在喉中；关上，积在脐旁；上关上，积在心下；微下关，积在少腹；尺，积在气冲。脉出在左，积在左；脉出在右，积在右；脉两出，积在中央。各以其部处之。

诊得肺积，脉浮而毛，按之辟易，胁下气逆，背相引痛，少气，善忘，目瞑，皮肤寒，秋瘥夏剧，主皮中时痛，如虱缘之状，甚者如针刺，时痒，其色白。

诊得心积，脉沉而芤，上下无常处，病胸满悸，腹中热，面赤嗌干，心烦，掌中热，甚即唾血，主身瘈疭，主血厥，夏瘥冬剧，其色赤。

诊得脾积，脉浮大而长，饥则减，饱则见，膜起与谷争减，心下累累如桃李，起见于外，腹满呕泄，肠鸣，四肢重，足胫肿，厥不能卧，是主肌肉损，其色黄。

诊得肝积，脉弦而细，两胁下痛，邪走心下，足肿寒，胁痛引少腹，男子积疝，女子瘕淋，身无膏泽，喜转筋，爪甲枯黑，春瘥秋剧，其色青。

诊得肾积，脉沉而急，苦脊与腰相引痛，饥则见，饱则减，少腹里急，口干，咽肿伤烂，目晌晌，骨中寒，主髓厥，善忘，其色黑。

寸口脉沉而横者，胁下及腹中有横积痛，其脉弦，腹中急痛，腰背痛相引，腹中有寒，疝瘕；脉弦紧而微细，癥也。夫寒痹、癥瘕、积聚之脉，皆弦紧。若在心下，即寸弦紧；在胃管，即关弦紧；在脐下，即尺弦紧。

又，脉癥法：左手脉横，癥在左；右手脉横，癥在右；脉头大者在上，头小者在下。

又法：横脉见左，积在右；见右，积在左。偏得洪实而滑，亦为积。弦紧亦为积，为寒痹，为疝痛。内有积，不见脉，难治；见一脉相应，为易治；诸不相应，为不治。

左手脉大，右手脉小，上病在左胁，下病在左足；右手脉大，左手脉小，上病在右胁，下病在右足。

脉弦而伏者，腹中有癥不可转也，必死不治。

脉来细而沉，时直者，身有痈肿，若腹中有伏梁。

脉来小沉而实者，胃中有积聚，不下食，食即吐。

平惊悸衄吐下血胸满瘀血脉证第十三

寸口脉动而弱，动则为惊，弱则为悸。

趺阳脉微而浮，浮则胃气虚，微则不能食，此恐惧之脉，忧迫所作也。惊生病者，其脉止而复来，其人目睛不转，不能呼气。

寸口脉紧，趺阳脉浮，胃气则虚。

寸口脉紧，寒之实也，寒在上焦，胸中必满而噎。胃气虚者，趺阳脉浮，少阳脉紧，心下必悸，何以言之？寒水相抟，二气相争，是以悸。

脉得诸涩濡弱，为亡血。

寸口脉弦而大，弦则为减，大则为芤，减则为寒，芤则为虚，寒虚相抟，此名为革。妇人则半产、漏下，男子则亡血。

亡血家，不可攻其表，汗出则寒栗而振。

问曰：病衄连日不止，其脉何类？师曰：脉来轻轻在肌肉，尺中自溢，目睛晕黄，衄必未止；晕黄去，目睛慧了，知衄今止。

师曰：从春至夏发衄者，太阳；从秋至冬发衄者，阳明。

寸口脉微弱，尺脉涩弱，则发热；涩为无血，其人必厥，微呕。夫厥，当眩不眩，而反头痛，痛为实，下虚上实，必衄也。

太阳脉大而浮，必衄、吐血。

病人面无血色，无寒热，脉沉弦者，衄也。

衄家，不可发其汗，汗出必额上促急而紧，直视而不能眴，不得眠。

脉浮弱，手按之绝者，下血，烦咳者，必吐血。

寸口脉微而弱，气血俱虚，男子则吐血，女子则下血。呕吐，汗出者，可治。

趺阳脉微而弱，春以胃气为本，吐利者为可；不者，此为有水气，其腹必满，小便则难。

病人身热，脉小绝者，吐血，若下血，妇人亡经，此为寒；脉迟者，胸上有寒，噫气喜唾。

脉有阴阳。趺阳、少阴脉皆微，其人不吐下，必亡血。

脉沉为在里，荣卫内结，胸满，必吐血。

男子盛大，其脉阴阳微，趺阳亦微，独少阴浮大，必便血而失精。设言淋者，当小便不利。

趺阳脉弦，必肠痔下血。

病人胸满，唇痿，舌青，口燥，其人但欲漱水，不欲咽，无寒热，脉微大来迟，腹不满，其人言"我满"，为有瘀血。当汗出不出，内结亦为瘀血。病者如热状，烦满，口干燥而渴，其脉反无热，此为阴伏，是瘀血也，当下之。

下血，先见血，后见便，此近血也；先见便，后见血，此远血也。

平呕吐哕下利脉证第十四

呕而脉弱，小便复利，身有微热，见厥者，难治。

跌阳脉浮者，胃气虚，寒气在上，暖气在下，二气并争，但出不入，其人即呕而不得食，恐怖而死，宽缓即瘥。

夫呕家，有痈脓者，不可治呕，脓尽自愈。

先呕却渴者，此为欲解；先渴却呕者，为水停心下，此属饮家。

呕家本渴，今反不渴者，以心下有支饮也。

问曰：病人脉数，数为热，当消谷引食，而反吐者，何也？师曰：以发其汗，令阳微，膈气虚，脉乃数，数为客热，不能消谷，胃中虚冷，故吐也。阳紧阴数，其人食已即吐；阳浮而数，亦为吐。

寸紧尺涩，其人胸满，不能食而吐，吐止者为下之，故不能食。设言未止者，此为胃反，故尺为之微涩也。

寸口脉紧而芤，紧则为寒，芤则为虚，虚寒相抟，脉为阴结而迟，其人则噎；关上脉数，其人则吐。脉弦者，虚也。

胃气无余，朝食暮吐，变为胃反，寒在于上，医反下之，今脉反弦，故名曰虚。

跌阳脉微而涩，微则下利，涩则吐逆，谷不得入也。

寸口脉微而数，微则无气，无气则荣虚，荣虚则血不足，血不足则胸中冷。

跌阳脉浮而涩，浮则为虚，涩则伤脾，脾伤则不磨，朝食暮吐，暮食朝吐，宿谷不化，名曰胃反。脉紧而涩，其病难治。

夫吐家，脉来形状如新卧起。

病人欲吐者，不可下之。

呕吐而病在膈上，后思水者，解，急与之。思水者，猪苓散主之。

哕而腹满，视其前后，知何部不利，利之即愈。

夫六腑气绝于外者，手足寒，上气，脚缩；五脏气绝于内者，下利不禁，下甚者，手足不仁。

下利，脉沉弦者，下重；其脉大者，为未止；脉微弱数者，为欲自止，虽发热，不死。

脉滑，按之虚绝者，其人必下利。

下利，有微热，其人渴，脉弱者，今自愈。

下利，脉数，若微发热，汗自出者，自愈。设脉复紧，为未解。

下利，寸脉反浮数，尺中自涩，其人必清脓血。

下利，手足厥，无脉，灸之不温，若脉不还，反微喘者，死。

少阴负趺阳者，为顺也。

下利，脉数而浮者，今自愈；设不瘥，其人必清脓血，以有热故也。

下利后，脉绝，手足厥冷，晬时脉还，手足温者，生；脉不还者，死。

下利，脉反弦，发热，身汗者，自愈。

下利气者，当利其小便。

下利清谷，不可攻其表，汗出必胀满，其脏寒者，当下之。

下利，脉沉而迟，其人面少赤，身有微热。

下利清谷，必郁冒，汗出而解，其人微厥。所以然者，其面戴阳，下虚故也。

下利，腹胀满，身体疼痛，先温其里，乃攻其表。

下利，脉迟而滑者，实也，利未欲止，当下之。

下利，脉反滑者，当有所去，下乃愈。

下利瘥，至其年月日时复发，此为病不尽，当复下之。

下利而谵语者，为有燥屎也，宜下之。

下利而腹痛满，为寒实，当下之。

下利，腹中坚者，当下之。

下利后更烦，按其心下濡者，为虚烦也。

下利后，脉三部皆平，按其心下坚者，可下之。

下利，脉浮大者，虚也，以强下之故也；设脉浮革，因尔肠鸣，当温之。

病者痿黄，躁而不渴，胃中寒实，而下利不止者，死。

夫风寒下者，不可下之。下之后，心下坚痛，脉迟者为寒，但当温之。脉沉紧，下之亦然。脉大浮弦，下之当已。

平肺痿肺痈咳逆上气淡饮脉证第十五

问曰：热在上焦者，因咳为肺痿。肺痿之病，从何得之？师曰：或从汗出，或从呕吐，或从消渴，小便利数，或从便难，数被快药下利，重亡津液，故得之。

寸口脉不出，而反发汗，阳脉早索，阴脉不涩，三焦踟蹰，入而不出，阴脉不涩，身体反冷，其内反烦，多唾唇燥，小便反难，此为肺痿。伤于津液，便如烂瓜，亦如豚脑，但坐发汗故也。

肺痿，其人欲咳不得咳，咳则出干沫，久久小便不利，甚则脉浮弱。

肺痿，吐涎沫而不咳者，其人不渴，必遗溺，小便数。所以然者，以上虚不能制下也。此为肺中冷，必眩，多涎唾，甘草干姜汤以温其脏。

师曰：肺痿咳唾，咽燥欲饮水者，自愈。自张口者，短气也。咳而口中自有津液，舌上苔滑，此为浮寒，非肺痿也。

问曰：寸口脉数，其人咳，口中反有浊唾涎沫者，何也？师曰：此为肺痿之病。若口中辟辟燥，咳则胸中隐隐痛，脉反滑数，此为肺痈。

咳唾脓血，脉数虚者，为肺痿；脉数实者，为肺痈。

问曰：病咳逆，脉之何以知此为肺痈？当有脓血，吐之则死，后竟吐脓死，其脉何类？师曰：寸口脉微而数，微则为风，数则为热；微则汗出，数则恶寒。风中于卫，呼气不入；热过于荣，吸而不出。风伤皮毛，热伤血脉。风舍于肺，其人则咳，口干喘满，咽燥不渴，多唾浊沫，时时振寒。热之所过，血为凝滞，畜结痈脓，吐如米粥。始萌可救，脓成则死。

咳而胸满，振寒，脉数，咽干不渴，时时出浊唾腥臭，久久吐脓如粳米粥者，为肺痈，桔梗汤主之。

肺痈，胸满胀，一身面目浮肿，鼻寒清涕出，不闻香臭酸辛，咳逆上气，喘鸣迫塞，葶苈大枣泻肺汤主之。

寸口脉数，趺阳脉紧，寒热相抟，故振寒而咳。

趺阳脉浮缓，胃气如经，此为肺痈。

问曰：振寒发热，寸口脉滑而数，其人饮食起居如故，此为痈肿病。

医反不知，而以伤寒治之，应不愈也。何以知有脓？脓之所在，何以别知其处？师曰：假令脓在胸中者，为肺痈，其人脉数，咳唾有脓血。设脓未成，其脉自紧数；紧去但数，脓为已成也。

夫病吐血，喘咳上气，其脉数，有热，不得卧者，死。

上气，面浮肿，肩息，其脉浮大，不治。又加利，尤甚。

上气，躁而喘者，属肺胀，欲作风水，发汗则愈。

夫酒客咳者，必致吐血，此坐极饮过度所致也。

咳家，脉弦为有水，可与十枣汤下之。

咳而脉浮，其人不渴不食，如是四十日乃已。

咳而时发热，脉卒弦者，非虚也，此为胸中寒实所致也，当吐之。

咳家，其脉弦，欲行吐药，当相人强弱而无热，乃可吐之；其脉沉者，不可发汗。

久咳数岁，其脉弱者，可治；实大数者，不可治；其脉虚者，必苦冒，其人本有支饮在胸中故也，治属饮家。

问曰：夫饮有四，何谓也？师曰：有淡饮，有悬饮，有溢饮，有支饮。

问曰：四饮何以为异？师曰：其人素盛今瘦，水走肠间，沥沥有声，谓之淡饮。饮后，水流在胁下，咳唾引痛，谓之悬饮。饮水流行，归于四肢，当汗出而不汗出，身体疼重，谓之溢饮。咳逆倚息，短气，不得卧，其形如肿，谓之支饮。

留饮者，胁下痛引缺盆，咳嗽转盛。

胸中有留饮，其人短气而渴，四肢历节痛，其脉沉者，有留饮。

夫心下有留饮，其人背寒冷大如手。

病者脉伏，其人欲自利，利者反快，虽利，心下续坚满，此为留饮欲去故也，甘遂半夏汤主之。

病淡饮者，当以温药和之。

心下有淡饮，胸胁支满，目眩，甘草汤主之。

病溢饮者，当发其汗，小青龙汤主之。

支饮，亦喘而不能卧，加短气，其脉平也。

膈间支饮，其人喘满，心下痞坚，面色黧黑，其脉沉紧，得之数十日，医吐下之，不愈，木防己汤主之。

心下有支饮，其人苦冒眩，泽泻汤主之。

呕家本渴，渴者为欲解，今反不渴，心下有支饮故也，小半夏汤主之。

夫有支饮家，咳烦，胸中痛者，不卒死，至一百日或一岁，可与十枣汤。

膈上之病，满喘咳吐，发则寒热，背痛腰疼，目泣自出，其人振振身瞤剧，必有伏饮。

夫病人饮水多，必暴喘满。凡食少饮多，心下水停，甚者则悸，微者短气。

脉双弦者，寒也，皆大下后喜虚。脉偏弦者，饮也。肺饮不弦，但喜喘短气。

病人一臂不随，时复转移在一臂，其脉沉细，非风也，必有饮在上焦。其脉虚者，为微劳，荣卫气不周故也，久久自瘥。

腹满，口苦干燥，此肠间有水气也，防己椒目葶苈大黄丸主之。

假令瘦人脐下悸，吐涎沫而癫眩者，水也，五苓散主之。

先渴却呕，为水停心下，此属饮家，半夏加茯苓汤主之。

水在心，心下坚筑，短气，恶水不欲饮；水在肺，吐涎沫，欲饮水；水在脾，少气，身重；水在肝，胁下支满，嚏而痛；水在肾，心下悸。

平痈肿肠痈金疮侵淫脉证第十六

脉数，身无热，内有痈也，薏苡附子败酱汤主之。

诸浮数脉，应当发热，而反洒淅恶寒，若有痛处，当发其痈。

脉微而迟，必发热；弱而数，为振寒，当发痈肿。

脉浮而数，身体无热，其形嘿嘿，胸中微躁，不知痛之所在，此人当发痈肿。

脉滑而数，数则为热，滑则为实；滑则主荣，数则主卫，荣卫相逢，则结为痈。热之所过，则为脓也。

师曰：诸痈肿，欲知有脓与无脓，以手掩肿上，热者为有脓，不热者为无脓。

问曰：官羽林妇病，医脉之，何以知妇人肠中有脓，为下之则愈？师曰：寸口脉滑而数，滑则为实，数则为热；滑则为荣，数则为卫；卫数下降，荣滑上升，荣卫相干，血为浊败，少腹痞坚，小便或涩，或时汗出，或复恶寒，脓为已成。设脉迟紧，聚为瘀血，血下则愈。

肠痈之为病，其身体甲错，腹皮急，按之濡，如肿状。

肠痈者，少腹肿，按之则痛，小便数如淋，时时发热，自汗出，复恶寒，其脉迟紧者，脓未成，可下之，当有血；脉洪数者，脓已成，不可下也。大黄牡丹汤主之。

问曰：寸口脉微而涩，法当亡血，若汗出；设不汗者，云何？答曰：若身有疮，被刀器所伤，亡血故也。

浸淫疮，从口起流向四肢者，可治；从四肢流来入口者，不可治。

卷
九

平妊娠分别男女将产诸证第一

脉平而虚者，乳子法也。经云：阴搏阳别，谓之有子。此是血气和调，阳施阴化也。

诊其手少阴脉动甚者，妊子也。少阴，心脉也。心主血脉。又，肾名胞门、子户。尺中，肾脉也。尺中之脉，按之不绝，法妊娠也。三部脉沉浮正等，按之无绝者，有娠也。

妊娠初时，寸微小，呼吸五至，三月而尺数也。脉滑疾，重以手按之散者，胎已三月也。脉重手按之不散，但疾不滑者，五月也。

妇人妊娠四月，欲知男女法，左疾为男，右疾为女，俱疾为生二子。

又法：得太阴脉为男，得太阳脉为女。太阴脉沉，太阳脉浮。

又法：左手沉实为男，右手浮大为女；左右手俱沉实，猥生二男；左右手俱浮大，猥生二女。

又法：尺脉左偏大为男，右偏大为女，左右俱大，产二子。大者，如实状。

又法：左右尺俱浮，为产二男；不尔，则女作男生。左右尺俱沉，为产二女；不尔，则男作女生也。

又法：遣妊娠人面南行，还复呼之，左回首者是男，右回首者是女也。

又法：看上圊时，夫从后急呼之，左回首是男，右回首是女也。

又法：妇人妊娠，其夫左乳房有核是男，右乳房有核是女也。

妇人怀娠离经，其脉浮，设腹痛引腰脊，为今欲生也。但离经者，不病也。

又法：妇人欲生，其脉离经，夜半觉，日中则生也。

平妊娠胎动血分水分吐下腹痛证第二

妇人怀胎，一月之时，足厥阴脉养；二月，足少阳脉养；三月，手心主脉养；四月，手少阳脉养；五月，足太阴脉养；六月，足阳明脉养；七月，手太阴脉养；八月，手阳明脉养；九月，足少阴脉养；十月，足太阳脉养。诸阴阳各养三十日活儿。手太阳、少阴不养者，下主月水，上为乳汁，活儿养母。怀娠者不可灸刺其经，必堕胎。

妇人怀娠三月而渴，其脉反迟者，欲为水分，复腹痛者，必堕胎；脉浮，汗出者，必闭；其脉数者，必发痈脓。五月、六月脉数者，必向坏；脉紧者，必胞漏；脉迟者，必腹满而喘；脉浮者，必水坏为肿。

问曰：有一妇人，年二十所，其脉浮数，发热，呕咳，时下利，不欲食，脉复浮，经水绝，何也？师曰：法当有娠。何以故？此虚家，法当微弱，而反浮数，此为戴阳，阴阳和合，法当有娠。到立秋，热当自去。何以知然？数则为热，热者是火，火是木之子，死于未。未为六月位，土王，火休废，阴气生。秋节气至，火气当罢，热自除去，其病即愈。

师曰：乳后三月有所见，后三月来，脉无所见，此便是躯。有儿者护之，恐病利也，何以故？怀妊，阳气内养，乳中虚冷，故令儿利。

妇人怀娠六月、七月，脉弦发热，其胎逾腹，腹痛恶寒，寒者小腹如扇之状。所以然者，子脏开故也，当以附子汤温其脏。

妇人妊娠七月，脉实大牢强者生，沉细者死。

妇人妊娠八月，脉实大牢强弦紧者生，沉细者死。

妇人怀躯六月、七月，暴下斗余水，其胎必倚而堕，此非时，孤浆预下故也。

师曰：寸口脉洪而涩，洪则为气，涩则为血。气动丹田，其形即温；涩在于下，胎冷若冰。阳气胎活，阴气必终。欲别阴阳，其下必僵。假令阳终，畜然若杯。

问曰：妇人妊娠病，师脉之，何以知此妇人双胎，其一独死，其一独生？而为下其死者，其病即愈，然后竟免躯。其脉何类？何以别之？

师曰：寸口脉，卫气平调，荣气缓舒，阳施阴化，精盛有余，阴阳俱盛，故成双躯。今少阴微紧，血即浊凝，经养不周，胎则偏夭。少腹冷满，膝膑疼痛，腰重起难，此为血理。若不早去，害母失胎。

师曰：妇人有胎腹痛，其人不安，若胎病不长，欲知生死，令人摸之，如覆杯者则男，如肘头参差起者女也。冷在何面？冷者为死，温者为生。

师曰：妇人有漏下者，有中生后因续下血，都不绝者，有妊娠下血者。假令妊娠腹中痛，为胞漏，胶艾汤主之。

妇人妊娠，经断三月，而得漏下，下血四十日不止，胎欲动，在于脐上，此为癥痼害。妊娠六月动者，前三月经水利时，胎也；下血者，后断三月，衃也。所以下血不止者，其癥不去故也。当下其癥，宜桂枝茯苓丸。

问曰：妇人病，经水断一二月，而反经来，今脉反微涩，何也？师曰：此前月中，若当下利，故令妨经。利止，月经当自下，此非躯也。

妇人经自断而有躯，其脉反弦，恐其后必大下，不成躯也。

妇人怀躯七月而不可知，时时衄血而转筋者，此为躯也；衄时嚏而动者，非躯也。

脉来近去远，故曰反，以为有躯而反断，此为有阳无阴故也。

妇人经月下，但为微少，师脉之，反言有躯，其后审然。其脉何类？何以别之？师曰：寸口脉阴阳俱平，荣卫调和，按之滑，浮之则轻，阳明、少阴各如经法，身反洒淅，不欲食饮，头痛心乱，呕哕欲吐，呼则微数，吸则不惊，阳多气溢，阴滑气盛，滑则多实，六经养成，所以月见，阴见阳精，汁凝胞散，散者损堕。设复阳盛，双妊二胎。今阳不足，故令激经也。

妇人妊娠，小便难，饮如故，当归贝母苦参丸主之。

妇人妊娠有水气，身重，小便不利，洒洒恶寒，起即头眩，葵子茯苓散主之。

妇人妊娠，宜服当归散，即易产，无疾苦。

师曰：有一妇人来诊，自道经断不来。师言"一月为衃，二月为血，三月为居经"，是定作躯也，或为血积。譬如鸡乳子，热者为禄，寒者多浊。且当须后月复来，经当入月几日来。假令以七日所来，因言且须后月十日所来相问。设其主复来者，因脉之，脉反沉而涩，因问曾经半生，若漏下、亡血者，定为有躯。其人言实有是，宜当护之。今经微弱，恐复不安。设言当奈何？当为合药治之。

师曰：有一妇人来诊，自道经断即去。师曰"一月血为闭，二月若有若无，三月为血积"，譬如鸡伏子，中寒即浊，中热即禄。欲令胎寿，当治其母；挟寒怀子，命则不寿也。譬如鸡伏子，试取鸡一毛拔去，覆子不遍，中寒者浊。今夫人有躯，少腹寒，手掌反逆，奈何得有躯？妇人因言，当奈何？师曰：当与温经汤。设与夫家俱来者，有躯；与父母家俱来者，当言"寒多，久不作躯"。

师曰：有一妇人来诊，因言阴阳俱和调，阳气长，阴气短，但出不入，去近来远，故曰反。以为有躯，偏反血断，断来几日，假令审实者，因言急当治，恐经复下。设令宫中人，若寡妇无夫，曾夜梦寐交通，邪气或怀久作癥瘕，急当治下，服耳汤；设复不愈，因言发汤当中。下胎而反不下，此何等意邪？可使且将视赤乌。

师曰：若宫里张氏不瘥，复来相问。

师曰：脉妇人，得平脉，阴脉小弱，其人渴，不能食，无寒热，名为躯，桂枝主之，法六十日当有娠。设有医治逆者，却一月加吐下者，则绝之。方在《伤寒》中。

妇人脉平而虚者，乳子法也；平而微者实，奄续法也。而反微涩，其人不亡血、下利，而反甚，其脉虚，但坐乳大儿及乳小儿，此自其常，不能令甚虚竭，病与亡血虚等，必眩冒而短气也。

师曰：有一妇人好装衣来诊，而得脉涩，因问曾乳子下利，乃当得此脉耳，曾半生、漏下者可；设不者，经断三月、六月。设乳子漏下，可为奄续，断小儿勿乳，须利止，复来相问，脉之。

师曰：寸口脉微迟，尺微于寸，寸迟为寒在上焦，但当吐耳。今尺反虚，复为强下之，如此发胸满而痛者，必吐血；少腹痛，腰脊痛者，必下血。

师曰：寸口脉微而弱，气血俱虚，若下血、呕吐、汗出者可；不者，趺阳脉微而弱。

春以胃气为本，吐利者可；不者，此为水气，其腹必满，小便则难。

妇人常呕吐而胃反，若常喘，其经又断，设来者，必少。

师曰：有一妇人，年六十所，经水常自下，设久得病利，少腹坚满者，为难治。

师曰：有一妇人来诊，言经水少，不如前者，何也？师曰：曾更下利，若汗出，小便利者可。何以故？师曰：亡其津液，故令经水少。设经下反多于前者，当所苦困，当言恐大便难，身无复汗也。

师曰：寸口脉沉而迟，沉则为水，迟则为寒，寒水相抟，趺阳脉伏，水谷不化，脾气衰则鹜溏，胃气衰则身体肿。少阳脉卑，少阴脉细，男子则小便不利，妇人则经水不通。经为血，血不利则为水，名曰血分。

师曰：寸口脉沉而数，数则为出，沉则为入，出则为阳实，入则为阴结。趺阳脉微而弦，微则无胃气，弦则不得息。少阴脉沉而滑，沉则为在里，滑则为实，沉滑相抟，血结胞门，其藏不泻，经络不通，名曰血分。

问曰：病有血分，何谓也？师曰：经水前断，后病水，名曰血分，此病为难治。

问曰：病有水分，何谓也？师曰：先病水，后经水断，名曰水分，此病易治。何以故？去水，其经自当下。

脉濡而弱，弱反在关，濡反在巅；迟在上，紧在下。迟则为寒，名曰浑；阳浊则湿，名曰雾。紧则阴气栗，脉反濡弱，濡则中湿，弱则中寒，寒湿相搏，名曰痹。腰脊骨节苦烦，肌为不仁，此当为痹。而反怀躯，迟归经，体重，以下脚为跗肿，按之没指，腰冷不仁，此为水怀。喘则倚息，小便不通，紧脉为呕，血气无余，此为水分。荣卫乖亡，此为非躯。

平产后诸病郁冒中风发热烦呕下利证第三

问曰：新产妇人有三病：一者病痉，二者病郁冒，三者大便难。何谓也？师曰：新产亡血虚，多汗出，喜中风，故令病痉。何故郁冒？师曰：亡血复汗，寒多，故令郁冒。何故大便难？师曰：亡津液，胃燥，故大便难。产妇郁冒，其脉微弱，呕不能食，大便反坚，但头汗出。所以然者，血虚而厥，厥而必冒，冒家欲解，必大汗出，以血虚下厥，孤阳上出，故但头汗出。所以生妇喜汗出者，亡阴血虚，阳气独盛，故当汗出，阴阳乃复。所以便坚者，呕不能食也，小柴胡汤主之，病解能食。七八日而更发热者，此为胃热气实，承气汤主之。方在《伤寒》中。

妇人产得风，续之数十日不解，头微痛，恶寒，时时有热，心下坚，干呕，汗出，虽久，阳旦证续在，可与阳旦。方在《伤寒》中，桂枝是也。

妇人产后，中风发热，面正赤，喘而头痛，竹叶汤主之。

妇人产后腹中疠痛，可与当归羊肉汤。

师曰：产妇腹痛，烦满不得卧，法当枳实芍药散主之。假令不愈者，此为腹中有干血着脐下，与下瘀血汤。

妇人产后七八日，无太阳证，少腹坚痛，此恶露不尽，不大便四五日，趺阳脉微实，再倍其人发热，日晡所烦躁者，不能食，谵语，利之则愈，宜承气汤。以热在里，结在膀胱也。方在《伤寒》中。

妇人产中虚，烦乱呕逆，安中益气，竹皮大丸主之。

妇人热利，重下，新产虚极，白头翁加甘草汤主之。

平带下绝产无子亡血居经证第四

师曰：妇人带下、六极之病，脉浮则为肠鸣腹满，紧则为腹中痛，数则为阴中痒，痛则生疮，弦则阴疼掣痛。

师曰：带下有三门：一曰胞门，二曰龙门，三曰玉门。已产属胞门，未产属龙门，未嫁女属玉门。

问曰：未出门女有三病，何谓也？师曰：一病者，经水初下，阴中热，或有当风，或有扇者；二病者，或有以寒水洗之；三病者，或见丹下，惊怖得病，属带下。

师曰：妇人带下，九实中事。假令得鼠乳之病，剧易，当剧有期，当庚辛为期。余皆仿此。

问曰：有一妇人，年五十所，病但苦背痛，时时腹中痛，少食多厌，喜膜胀，其脉阳微关尺小紧，形脉不相应，愿知所说？师曰：当问病者饮食何如，假令病者言"我不欲饮食，闻谷气臭"者，病为在上焦；假令病者言"我少多为欲食，不食亦可"，病为在中焦；假令病者言"我自饮食如故"，病为在下焦，为病属带下，当以带下治之。

妇人带下，经水不利，少腹满痛，经一月再见，土瓜根散主之。

妇人带下，脉浮，恶寒，漏下者，不治。

师曰：有一妇人将一女子年十五所来诊，言女年十四时经水自下，今经反断。其母言恐怖。师曰：此女为是夫人亲女非耶？若亲者，当相为说之。妇人因答言：自是女尔。师曰：所以问者无他，夫人年十四时亦以经水下，所以断，此为避年，勿怪，后当自下。

妇人少腹冷，恶寒久，年少者得之，此为无子；年大者得之，绝产。

师曰：脉微弱而涩，年少得此为无子，中年得此为绝产。

师曰：少阴脉浮而紧，紧则疝瘕，腹中痛，半产而堕伤；浮则亡血，绝产，恶寒。

师曰：肥人脉细，胞有寒，故令少子。其色黄者，胸上有寒。

妇人少腹硠磊转痛，而复自解，发作无常，经反断，膀胱中结坚急痛，下引阴中气冲者，久必两胁拘急。

问曰：妇人年五十所，病下利，数十日不止，暮则发热，少腹里急痛，腹满，手掌热，唇口干燥，何也？师曰：此病属带下。何以故？曾经半产，瘀血在少腹中不去。何以知之？其证唇口干燥，故知之。当与温经汤。

问曰：妇人病下利，而经水反断者，何也？师曰：但当止利，经自当下，勿怪。所以利不止而血断者，但下利亡津液，故经断；利止，津液复，经当自下。

妇人血下，咽干而不渴，其经必断，此荣不足，本自有微寒，故不引饮。渴而引饮者，津液得通，荣卫自和，其经必复下。

师曰：寸口脉微而涩，微则卫气不足，涩则血气无余。卫不足，其息短，其形燥；血不足，其形逆；荣卫俱虚，言语谬误。趺阳脉浮而涩，涩则胃气虚，虚则短气，咽燥而口苦，胃气涩则失液。少阴脉微而迟，微则无精，迟则阴中寒，涩则血不来，此为居经，三月一来。

师曰：脉微，血气俱虚，年少者，亡血也。乳子下利为可，不者，此为居经，三月一来。

问曰：妇人妊娠三月，师脉之，言此妇人非躯，今月经当下。其脉何类？何以别之？师曰：寸口脉，卫浮而大，荣反而弱，浮大则气强，反弱则少血，孤阳独呼，阴不能吸，二气不停，卫降荣竭，阴为积寒，阳为聚热，阳盛不润，经络不足，阴虚阳往，故令少血。时发洒淅，咽燥汗出，或溲稠数，多唾涎沫，此令重虚。津液漏泄，故知非躯，畜烦满溢，月禀一经，三月一来，阴盛则泻，名曰居经。

问曰：妇人年五十所，一朝而清血，二三日不止，何以治之？师曰：此妇人前绝生，经水不下，今反清血，此为居经，不须治，当自止。

经水下常五日止者，五日愈。妇人月经一月再来者，经来，其脉欲自如常，而反微，不利，不汗出者，其经二月必来。

平郁冒五崩漏下经闭不利腹中诸病证第五

问曰：妇人病经水适下，而发其汗，则郁冒不知人，何也？师曰：经水下，故为里虚；而发其汗，为表复虚。此为表里俱虚，故令郁冒也。

问曰：妇人病如癫疾郁冒，一日二十余发。师脉之，反言带下，皆如师言，其脉何类？何以别之？师曰：寸口脉濡而紧，濡则阳气微，紧则荣中寒，阳微卫气虚，血竭凝寒，阴阳不和，邪气舍于荣卫。疾起年少时，经水来以合房室，移时过度，精感命门开，经下血虚，百脉皆张，中极感阳动，微风激成寒，因虚舍荣卫，冷积于丹田，发动上冲，奔在胸膈，津液掩口入，涎唾涌溢出，眩冒状如厥，气冲髀里热。粗医名为癫，灸之因大剧。

问曰：妇人病苦气上冲胸，眩冒，吐涎沫，髀里气冲热。师脉之，不名带下，其脉何类？何以别之？师曰：寸口脉沉而微，沉则卫气伏，微则荣气绝，阳伏则为疹，阴绝则亡血，病当小便不利，津液闭塞。今反小便通，微汗出，沉变为寒，咳逆呕沫，其肺成痿，津液竭少，亡血，损经络，因寒为血厥，手足苦痹，气从丹田起，上至胸胁，沉寒怫郁于上，胸中窒塞，气历阳部，面翕如醉，形体似肥，此乃浮虚。医反下之，长针，复重虚荣卫，久发眩冒，故知为血厥也。

问曰：五崩何等类？师曰：白崩者，形如涕；赤崩者，形如绛津；黄崩者，形如烂瓜；青崩者，形如蓝色；黑崩者，形如衃血也。

师曰：有一妇人来，脉反得微涩，法当吐，若下利，而言不，因言夫人年几何。夫人年七七四十九，经水当断，反至今不止，以故致此虚也。

寸口脉弦而大，弦则为减，大则为芤，减则为寒，芤则为虚，寒虚相抟，脉则为革，妇人则半产、漏下，旋复花汤主之。

妇人陷经漏下，黑不解，胶姜汤主之。

妇人经水不利，抵当汤主之。在《伤寒》中。

妇人经水闭不利，脏坚僻不止，中有干血，下白物，矾石丸主之。

妇人腹中诸疾痛，当归芍药散主之。

妇人腹中痛，小建中汤主之。方在《伤寒》中。

平咽中如有炙脔喜悲热入血室腹满证第六

妇人咽中如有炙脔状，半夏厚朴汤主之。

妇人脏燥，喜悲伤，欲哭，象如神灵所作，数欠，甘草小麦汤主之。

妇人中风，发热恶寒，经水适来，得之七八日，热除，脉迟，身凉，胸胁下满如结胸状，其人谵语，此为热入血室，当刺期门，随其虚实而取之。

妇人中风七八日，续有寒热，发作有时，经水适断者，此为热入血室，其血必结，故使如疟状，发作有时，小柴胡汤主之。方在《伤寒》中。

妇人伤寒发热，经水适来，昼日了了，暮则谵语，如见鬼状，此为热入血室，无犯胃气若上二焦，必当自愈。

阳明病，下血而谵语，此为热入血室，但头汗出者，当刺期门，随其实而泻之，濈然汗出者，则愈。

妇人少腹满如敦敦状，小便微难而不渴，生后者，此为水与血并结在血室，大黄甘遂汤主之。

平阴中寒转胞阴吹阴生疮脱下证第七

妇人阴寒，温中坐药，蛇床子散主之。

妇人着坐药，强下其经，目眶为痛，足跟难以践地，心中状如悬。

问曰：有一妇人病，饮食如故，烦热不得卧，而反倚息者，何也？师曰：得病转胞，不得溺也。何以故？师曰：此人故肌盛，头举身满，今反赢瘦，头举中空感，胞系了戾，故致此病，但利小便则愈。宜服肾气丸，以中有茯苓故也。方在《虚劳》中。

师曰：脉得浮紧，法当身躯疼痛，设不痛者，当射云何？因当射言。若肠中痛，腹中鸣，咳者，因失便，妇人得此脉者，法当阴吹。

师曰：寸口脉浮而弱，浮则为虚，弱则无血，浮则短气，弱则有热，而自汗出。趺阳脉浮而涩，浮则气满，涩则有寒，喜噫吞酸，其气而下，少腹则寒。少阴脉弱而微，微则少血，弱则生风，微弱相搏，阴中恶寒，胃气下泄，吹而正喧。

师曰：胃气下泄，吹而正喧，此谷气之实也，膏发导之。

少阴脉滑而数者，阴中则生疮。

少阴脉数则气淋，阴中生疮。

妇人阴中蚀疮烂，狼牙汤洗之。

妇人脏肿如瓜，阴中疼引腰痛者，杏仁汤主之。

少阴脉弦者，白肠必挺核。

少阴脉浮而动，浮则为虚，动则为痛，妇人则脱下。

平妇人病生死证第八

诊妇人漏血下赤白，日下血数升，脉急疾者，死；迟者，生。

诊妇人漏下赤白不止，脉小虚滑者，生；大紧实数者，死。

诊妇人新生乳子，脉沉小滑者，生；实大坚弦急者，死。

诊妇人疝瘕积聚，脉弦急者，生；虚弱小者，死。

诊妇人新生乳子，因得热病，其脉悬小，四肢温者，生；寒清者，死。

诊妇人生产，因中风、伤寒、热病，喘鸣而肩息，脉实大浮缓者，生；小急者，死。

诊妇人生产之后，寸口脉焱疾不调者，死；沉微附骨不绝者，生。

金疮在阴处，出血不绝，阴脉不能至阳者，死；接阳而复出者，生。

平小儿杂病证第九

小儿脉，呼吸八至者平，九至者伤，十至者困。

诊小儿脉，法多雀斗，要以三部脉为主，若紧为风痫，沉者乳不消，弦急者客忤气。

小儿是其日数应变蒸之时，身热而脉乱，汗不出，不欲食，食辄吐哯者，脉乱无苦也。

小儿脉沉而数者，骨间有热，欲以腹按冷清也。

小儿大便赤青瓣，飧泄，脉小，手足寒，难已；脉小，手足温，易已。

小儿病困，汗出如珠，着身不流者，死。

小儿病，其头毛皆上逆者，必死。耳间青脉起者，瘛痛。

小儿病而囟陷入，其口唇干，目皮反，口中出气冷，足与头相抵，卧不举身，手足四肢垂，其卧正直如得缚，其掌中冷，皆死。至十日，不可复治之。

卷

十

手检图三十一部

经言：肺者，人之五脏华盖也，上以应天，解理万物，主行精气，法五行四时，知五味。寸口之中，阴阳交会，中有五部。前后左右，各有所主；上下中央，分为九道。浮沉结散，知邪所在，其道奈何？

岐伯曰：脉大而弱者，气实血虚也；脉大而长者，病在下候；浮直上下交通者，阳脉也。

坚在肾，急在肝，实在肺。

前如外者，足太阳也；中央如外者，足阳明也；后如外者，足少阳也。

中央直前者，手少阴也；中央直中者，手心主也；中央直后者，手太阴也。

前如内者，足厥阴也；中央如内者，足太阴也；后如内者，足少阴也。

前部左右弹者，阳跷也；中部左右弹者，带脉也；后部左右弹者，阴跷也。

从少阳之厥阴者，阴维也；从少阴之太阳者，阳维也。

来大时小者，阴络也；来小时大者，阳络也。

前如外者，足太阳也。动，苦头项腰痛，浮为风，涩为寒热，紧为宿食。

前如外者，足太阳也。动，苦目眩，头颈项腰背强痛也。男子阴下湿，女子月水不利，少腹痛，引命门、阴中痛，子脏闭。浮为风，涩为寒血，滑为劳热，紧为宿食。针入九分，却至六分。

中央如外者，足阳明也。动，苦头痛，面赤，微滑，苦大便不利，肠鸣，不能食，足胫痹。

中央如外者，足阳明也。动，苦头痛，面赤热，浮微滑，苦大便不利，喜气满。滑者为饮，涩为嗜卧，肠鸣不能食，足肪痹。针入九分，却至六分。

后如外者，足少阳也。动，苦腰背肪股肢节痛。

后如外者，足少阳也。浮为气涩，涩为风血，急为转筋，弦为劳。针入九分，却至六分。

上，足三阳脉。

前如内者，足厥阴也。动，苦少腹痛，月经不利，子脏闭。

前如内者，足厥阴也。动，苦少腹痛与腰相连，大便不利，小便难，茎中痛。女子月水不利，阴中寒，子门壅，绝内，少腹急；男子疝气，两丸上入，淋也。针入六分，却至三分。

中央如内者，足太阴也。动，苦胃中痛，食不下，咳唾有血，足胫寒，少气身重，从腰上状如居水中。

中央如内者，足太阴也。动，苦腹满，上管有寒，食不下，病以饮食得之。沉涩者，苦身重，四肢不动，食不化，烦满，不能卧，足胫痛，苦寒，时咳血，泄利黄。针入六分，却至三分。

后如内者，足少阴也。动，苦少腹痛，与心相引背痛，淋。从高堕下，伤于内，小便血。

后如内者，足少阴也。动，苦小腹痛，与心相引背痛，淋。从高堕下，伤于尻内，便血里急。月水来，上抢心，胸胁满拘急，股里急也。针入六分，却至三分。

上，足三阴脉。

前部左右弹者，阳跷也。动，苦腰背痛，微涩为风痫。取阳跷。

前部左右弹者，阳跷也。动，苦腰痛，癫痫，恶风，偏枯，僵仆，羊鸣，痹痹，皮肤身体强痹。直取阳跷，在外踝上三寸，直绝骨是。

中部左右弹者，带脉也。动，苦少腹痛引命门，女子月水不来，绝继复下止，阴辟寒，令人无子；男子苦少腹拘急，或失精也。

后部左右弹者，阴跷也。动，苦癫痫，寒热，皮肤强痹。

后部左右弹者，阴跷也。动，苦少腹痛，里急，腰及髋窌下相连阴中痛，男子阴疝，女子漏下不止。

上，阳跷、阴跷、带脉。

中央直前者，手少阴也。动，苦心痛微坚，腹胁急。实坚者，为感忤；纯虚者，为下利，肠鸣；滑者，为有娠，女子阴中痒痛，痛出玉门上一分前。

中央直中者，手心主也。动，苦心痛，面赤，食苦，咽多，喜怒。微浮者，苦悲伤，恍惚不乐也；涩为心下寒；沉为恐怖，如人捕之状也。时寒热，有血气。

中央直后者，手太阴也。动，苦咳逆，气不得息。浮为内风，紧涩者，胸中有积热，时咳血也，有沉热。

上，手三阴脉。

从少阴斜至太阳，是阳维也。动，苦肌肉痹痒。

从少阴斜至太阳，是阳维也。动，苦颠，僵仆羊鸣，手足相引，甚者失音不能言，癫疾。直取客主人，两阳维脉，在外踝绝骨下二寸。

从少阳斜至厥阴，是阴维也。动，苦癫痫，僵仆羊鸣。

从少阳斜至厥阴，是阴维也。动，苦僵仆，失音，肌肉淫痒痹，汗出恶风。

脉来暂大暂小，是阴络也。动，苦肉痹，应时自发，身洗洗也。

脉来暂小暂大者，是阳络也。动，苦皮肤痛，下部不仁，汗出而寒也。上，阳维、阴维、阳络、阴络脉。

肺脉之来也，如循榆叶，曰平；如风吹毛，曰病；状如连珠者，死，期丙丁日，禺中、日中。

心脉之来也，如反笄莞大，曰平；如连珠，曰病；前曲后居，如带钩者，死。期壬癸日，人定、夜半。

肝脉之来也，搏而弱，曰平；如张新弓弦，曰病；如鸡践地者，死。期庚辛日，晡时、日入。

脾脉之来也，阿阿如缓，曰平；来如鸡举足，曰病；如鸟之啄，如水之漏者，死。期甲乙日，平旦、日出。

肾脉之来也，微细以长，曰平；来如弹石，曰病；去如解索者，死。期戊己日，食时、日昳、黄昏、鸡鸣。

上，平五脏脉。

寸口中脉躁竟尺，关中无脉应，阳干阴也。动，苦腰背腹痛，阴中若伤，足寒。刺足太阳，少阴直绝骨，入九分，灸太阴五壮。

尺中脉坚实竟尺，寸口无脉，应阴干阳也。动，苦两胫腰重，少腹痛，癫疾。刺足太阴踝上三寸，针入五分。又灸太阳、阳跷，在足外踝上三寸，直绝骨是也。

寸口脉紧，直至鱼际下，小按之如持维干状，其病肠鸣，足痹痛酸，腹满，不能食，得之寒湿。刺阳维，在外踝上三寸间也，入五分。此脉出鱼际。

寸口脉沉着骨，反仰其手，乃得之，此肾脉也。动，苦少腹痛，腰体酸，癫疾。刺肾俞，入七分。又刺阴维，入五分。

初持寸口中脉，如细坚状；久按之，大而深。动，苦心下有寒，胸胁苦痛，阴中痛，不欲近丈夫也，此阴逆。刺期门，入六分。又刺肾俞，入五分；可灸胃管七壮。

初持寸口中脉，如躁状洪大；久按之，细而牢坚。动，苦腰腹相引痛，以下至足胻重也，不能食。刺肾俞，入四分至五分。亦可灸胃管七壮。

尺寸俱沉，但有关上脉，苦寒，心下痛。尺寸俱沉，关上无有者，苦心下喘。尺寸俱数，有热；俱迟，有寒。尺寸俱微，厥，血气不足，其人少气。尺寸俱濡弱，发热，恶寒，汗出。

寸口沉，胸中痛引背。关上沉，心痛，上吞酸。尺中沉，引背痛。

寸口伏，胸中有逆气。关上伏，有水气，泄溏。尺中伏，水谷不消。

寸口弦，胃中拘急。关上弦，胃中有寒，心下拘急。尺中弦，少腹、脐下拘急。

寸口紧，头痛，逆气。关上紧，心下痛。尺中紧，脐下、少腹痛。

寸口涩，无阳，少气。关上涩，无血，厥冷。尺中涩，无阴，厥冷。

寸口微，无阳，外寒。关上微，中实，能食，故里急。尺中微，无阴，厥冷，腹中拘急。

寸口滑，胸满逆。关上滑，中实逆。尺中滑，下利，少气。

寸口数，即吐。关上数，胃中有热。尺中数，恶寒，小便赤黄。

寸口实，即生热；虚，即生寒。关上实，即痛；虚，即胀满。尺中实，即小便难，少腹牢痛；虚，即闭涩。

寸口芤，吐血；微芤，衄血。关上芤，胃中虚。尺中芤，下血；微芤，小便血。

寸口浮，其人中风，发热头痛。关上浮，腹痛，心下满。尺中浮，小便难。

寸口迟，上焦有寒。关上迟，弱无胃气，有热。尺中迟，下焦有寒，背痛。

寸口濡，阳弱，自汗出。关上濡，下重。尺中濡，少血，发热，恶寒。

寸弱，阳气少。关弱，无胃气。尺弱，少血。

上，杂言三部二十四种脉。